Hildegard von Bingen

Das Pflanzen- und Kräuterbuch

Alle Angaben in diesem Werk wurden sorgfältig erarbeitet. Dennoch erfolgen alle Angaben ohne Gewähr. Die in diesem Buch enthaltenen Informationen sind weder völlig umfassend noch verbindlich. Verlag, Autor und Producer haften nicht für eventuelle Nachteile und Schäden, die aus den im Buch gemachten praktischen Hinweisen und dem Genuss genannter Nahrungsmittel resultieren. Die in diesem Werk enthaltenen Ratschläge ersetzen nicht die Untersuchung und Betreuung durch einen Arzt.

Umsetzung: AMS Autoren- und Medienservice, Reute
unter Mitwirkung der Autorin Katja Rußhardt
Gesamtherstellung: Naumann & Göbel Verlagsgesellschaft mbH, Köln

ISBN 978-3-625-11206-8
www.naumann-goebel.de

Hildegard von Bingen

Das Pflanzen- und Kräuterbuch

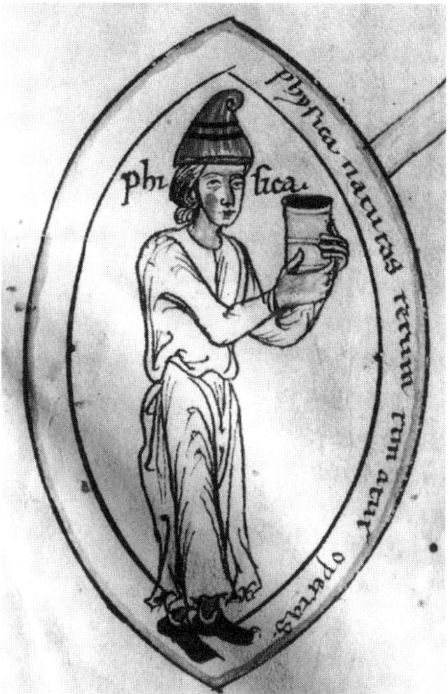

Inhalt

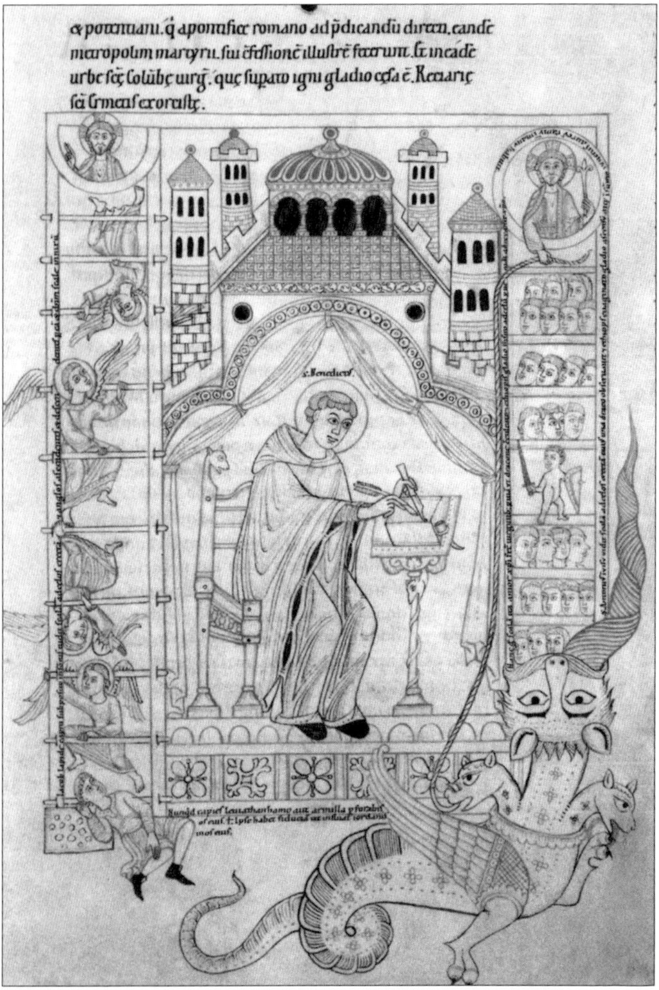

Benedikt von Nursia, Gründer des Benediktinerordens, schreibt die Regel für seinen Orden. Auch Hildegard von Bingen war als Benediktinerin von der Lebensregel Benedikts maßgeblich geprägt. Auf dieser Regel und Benedikts Motivation zu klösterlicher Heilkunde basiert das Heilwirken Hildegards mit Pflanzen und Kräutern.

Einführung

Kurze Kräutergeschichte

Heilende, aromatische, duftende und würzende Kräuter sind aus unserer Kulturgeschichte nicht wegzudenken. Wann der Mensch die heilende Wirkung der Pflanzen und Kräuter aus der Apotheke der Natur entdeckte und zu nutzen begann, lässt sich nicht einmal auf ein Jahrtausend genau angeben. Wir wissen aber ziemlich sicher, dass in allen Epochen der Menschheitsgeschichte, aus denen Bruchstücke oder ganze Kulturdenkmäler und auswertbare Quellen überliefert sind, auch Heil- und Würzpflanzen immer eine herausragende Rolle spielten.

Ein großer Teil dieser Pflanzen stammt aus dem Mittelmeerraum und damit aus dem Ursprungsgebiet der abendländischen Kultur. Manche Arten kamen aus ferneren Regionen durch die Araber in den Mittelmeerraum und wurden hier schnell als Heil- und Würzkräuter zu Dauerrennern.

Die bedeutendsten Quellen verdanken wir dem Wirken des Benediktinerordens, der sich zu allen Zeiten durch umfassende Sozialfürsorge und Krankenversorgung auszeichnete, zu deren Ausübung schon im frühen Mittelalter eigene Gebäude errichtet wurden: so genannte *Infir-*

marien, Hospitäler, die Vorläufer unserer heutigen Krankenhäuser. Außer dem *Infirmarium* gab es in den Benediktinerklöstern auch einen Raum für die Aufbewahrung und Zubereitung der Arzneien, an den sich ein Kräutergarten anschloss. Da in den Klöstern überwiegend vegetarische Kost auf den Speiseplänen stand, waren Pflanzen und Kräuter schon im frühen Mittelalter in der Küche ebenfalls unverzichtbar. Vor diesem Hintergrund haben Benediktiner zur Verbreitung von Pflanzen und Kräutern für Apotheke und Küche maßgeblich beigetragen.

Unter den Pflanzenkundigen und Heilerinnen widmete die Äbtissin Hildegard von Bingen, die ihr Leben als Benediktinerin konsequent nach der Ordensregel Benedikts von Nursia ausrichtete, den Pflanzen und Kräutern besondere Aufmerksamkeit.

Hildegards Sicht – aktueller denn je

In unserer Zeit, in der sich immer mehr Menschen vom staatlich verordneten Gesundheitswesen mit zunehmenden Einschränkungen und darüber hinaus bei chronischen Erkrankungen von der dogmatischen Schulmedizin im Stich gelassen fühlen und sich auf die Natur zurückbesinnen, ist Hildegards Heilkunde mit Pflanzen und Kräutern aktueller denn je.

Zum einen ist dies eine Reaktion auf die Verwendung und Verordnung teurer chemisch-synthetischer Arzneimittel und dabei immer wieder auftauchender Nebenwirkungen und Folgeschäden – zum anderen ist es eine Absage an den geradezu unumstößlichen Glauben an die Allmacht der Technik und Apparatemedizin. Angesichts dieser Gegebenheiten interessieren sich immer mehr Menschen wieder für die therapeutisch nutzbaren Kräfte der Natur und kommen so zwangsläufig früher oder später auch auf die von Hildegard empfohlenen Pflanzen und Kräuter zurück.

Während man heute häufig dazu neigt, Beschwerden isoliert zu sehen und zu behandeln, betrachtet Hildegard immer den ganzen Menschen. Das bedeutet zum Beispiel, dass Kopfschmerzen nicht einfach nur wie heute mit einer Tablette schnell behandelt werden, sondern Hildegard fragt nach dem *Warum* und *Woher*. Hat der Schmerz nicht nur eine organische, sondern möglicherweise und vor allem eine seelische Ursache? Sieht die moderne Medizin den Patienten heute in erster Linie als Summe seiner Organe, die separat und isoliert behandelt werden, versteht Hildegard den Menschen als Einheit von Körper und Seele, verknüpft die Gesundung der Seele mit der des Körpers und umgekehrt. So gesehen ist die Pflanze nach Hildegards Auffassung nie allein Heilmittel auf natürlicher Basis, sondern sie ist in „Gottes großer Naturapotheke" immer auch Träger göttlicher Kräfte.

Es ist ebenfalls charakteristisch, dass Hildegard im Vorwort zum ersten Buch über die Heilkraft der Natur (*Physica*) auf die Beziehungen der Pflanzen zu den Menschen hinweist: „Bei der Erschaffung des Menschen aus Erde wurde eine andere Erde genommen, die den Menschen darstellt, und alle Elemente waren ihm untertan, und sie halfen ihm in allen seinen Bemühungen, und er half ihnen. Und die Erde spendete ihre Lebenskraft (*viriditas*) nach dem Geschlecht, nach der Natur, nach der Lebensweise und dem ganzen Verhalten des Menschen." In insgesamt neun Büchern und 513 Kapiteln stellt Hildegard ihren naturkundlichen Stoff in der *Physica* dar: Sie schreibt über die Pflanzen, Elemente, Bäume, Steine, Fische, Vögel, (Säuge-)Tiere, Reptilien und über den Ursprung der Metalle. Besonders bewandert ist Hildegard in der Botanik, der sie 293 Kapitel widmet, also über die Hälfte ihres Werkes.

Hildegard hat ihre Erkenntnisse und Empfehlungen in lateinischer Sprache verfasst. Dies bringt eine gewisse Problematik mit sich – Hildegard selbst weist auf die Vieldeutigkeit dieser Sprache hin. Nur mit Sachkenntnis ist es möglich, sich die Pflanzenwelt Hildegards zu erschließen, ihre Stichworte und Leitmotive richtig zu interpretieren und ihre jeweilige Bedeutung zu verstehen. Dieses Buch möchte allen Interessierten die Arbeit erleichtern und stellt den wichtigsten Pflanzen das jeweilige Originalzitat Hildegards zur Seite. Zugrunde gelegt wurde die ausgezeichnete Übersetzung von Dr. Marie-Louise Portmann aus Basel, die alle Handschriften kompetent berücksichtigte. Da es sich dabei um eine exakt wissenschaftliche Übersetzung handelt, tauchen natürlich auch Begriffe auf, die sich nicht so ohne weiteres in den heutigen medizinischen Sprachgebrauch übertragen lassen. Spricht Hildegard zum Beispiel von der „roten Lepra", so hat diese mit der uns bekannten Lepra wenig zu tun. Gemeint ist vielmehr Hautausschlag, und zwar im Umfeld der Schuppenflechte (Psoriasis) anzusiedeln. Und da diese Übersetzung in der heutigen Zeit natürlich von Laien nicht ohne Probleme nachvollzogen werden kann, haben wir zum Hildegard-Zitat immer die heutigen Anwendungsformen hinzugefügt, wie sie engagierte Apotheker und Mediziner sehen, die sich seit vielen Jahren mit den Pflanzen und Kräutern Hildegards befassen.

Um einem möglichen Missverständnis vorzubeugen – das vorliegende Buch soll wie alle sechs Bände in dieser Hildegard-Reihe weder den Arzt ersetzen noch der ausschließlichen Selbstmedikation dienen. Vielmehr ist es in den meisten Fällen unerlässlich, den Arzt zu konsultieren, der in Zusammenarbeit mit einer Apotheke, die sich mit der Hildegard-Medizin beschäftigt, das entsprechende Präparat verschreibt und eine genaue Anwendung vorgibt. Die im Anwendungsbereich aufgezeigten Beispiele sollen daher dazu dienen, sich ausreichend zu informieren, um die entsprechenden Fachleute gezielt auf mögliche Therapien anzusprechen. Denn nur der Arzt kann im Krankheitsfall eine Diagnose stellen und darf entscheiden, ob die Extrakte bestimmter Heilpflanzen und, wenn ja, in welcher Zusammensetzung sie jeweils angewandt werden dürfen.

In denjenigen Fällen jedoch, in denen es um einfache Husten- oder Grippemittel geht, ist die Aufbereitung eines Tees oder Trankes unbedenklich. Denn dabei handelt es sich um Empfehlungen, die die Volksmedizin seit dem Mittelalter, teilweise schon aus der Antike kannte. Hildegard hat dazu lediglich wertvolle Ergänzungs- und Interpretationsarbeit geleistet und die Erkenntnisse dieser Naturmedizin mit Details ihrer Gesamtschau des Menschen

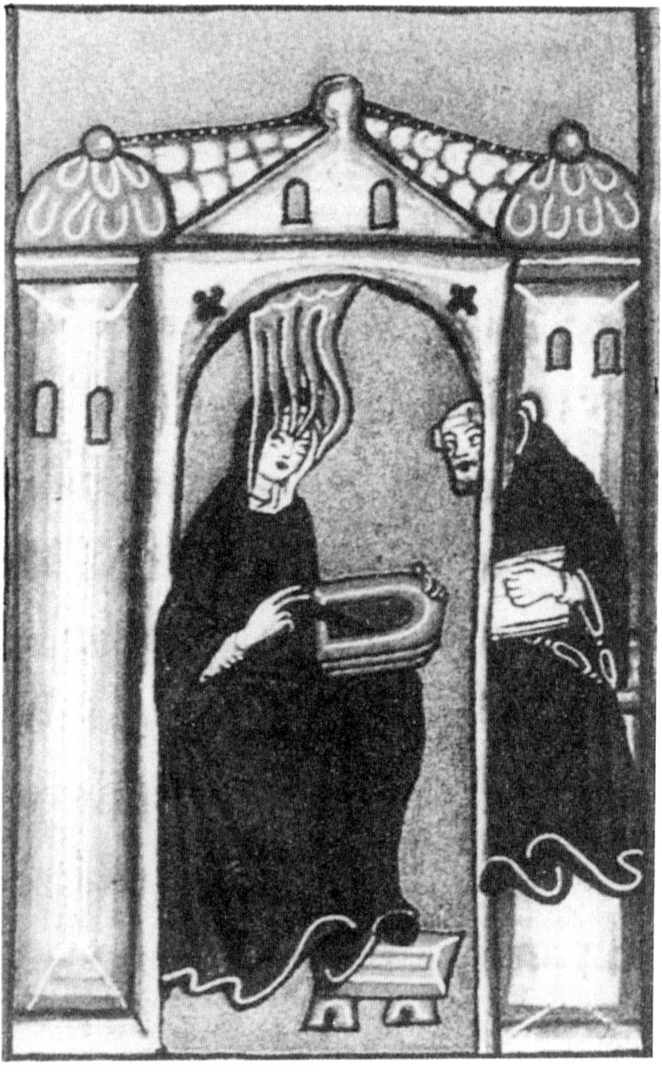

Hildegard als Seherin und Heilerin, überstrahlt von göttlicher Eingebung, bei der Niederschrift ihres Heilwissens, begleitet von ihrem treuen Diener, dem Mönch Volmar.

angereichert. Das kennzeichnet die Hildegard-Medizin, mit der schon viele Heilerfolge erzielt werden konnten.

Es wäre jedoch ein großer Irrtum zu glauben, man könne einen unsoliden Lebenswandel über viele Jahre hinweg aufgrund falscher Ernährung, von Nikotin- und Alkoholmissbrauch mit der Heilwirkung der Hildegard-Pflanzen kompensieren. Wer über Jahre hinweg bewusst und gegen jeden ärztlichen Rat Raubbau an seinem Körper betrieben hat, für den hält auch Hildegard kein „Wundermittel" bereit. Grundvoraussetzung ist daher eine radikale Umkehr und die Bereitschaft, besonnen und maßvoll zu leben, zum Beispiel die Ernährung langsam, aber konsequent umzustellen – vielleicht auf Dinkel, das bei Hildegard so hoch gepriesene Urkorn –, den eigenen Körper und sich selbst wieder besser kennen zu lernen.

Je mehr man sich auf eine natürliche Ernährung rückbesinnt – und das hat nichts mit „Bio-Fanatismus" oder generellem Alkohol- und Fleischverzicht zu tun –, umso weniger wird der heute oft teure „Griff zu den Pillen" erforderlich werden. Ist eine schnell verabreichte Spritzenkur zur Ausnahme geworden, so ist das Ziel des Umgangs mit Pflanzen und Kräutern der Hildegard-Medizin eigentlich schon erreicht.

Dieses Buch erhebt keinen Anspruch auf Vollständigkeit, sondern will lediglich einführen in die Sicht der Möglichkeiten Hildegards, die sich für uns aus der Rückbesinnung auf die natürlichen Werte ergeben. Und vielleicht erkennt so manche Leserin und mancher Leser, welch ein Schatz an Heilwissen hier vorhanden ist – heute noch wertvoller und aktueller als vor fast 1000 Jahren.

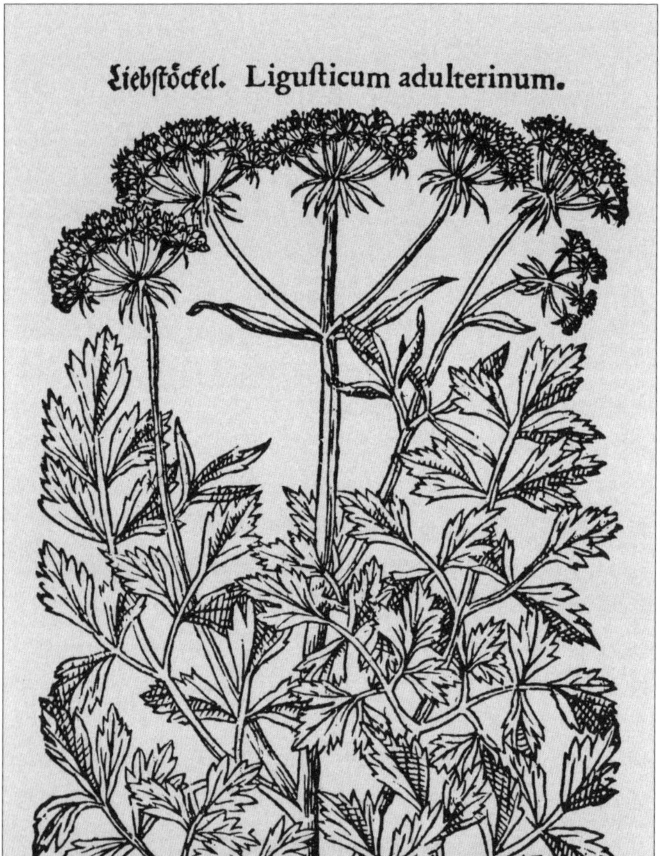
Liebstöckel. Ligusticum adulterinum.

Wissenswertes über Heilpflanzen

Die Menschen zur Zeit Hildegards, aber auch unsere Großeltern und Urgroßeltern mussten nicht lange nachdenken, worauf die Wirkung von Heilpflanzen beruht. Aufgrund von Erfahrungen, die durch viele Generationen erworben und weitergegeben wurden, wusste man, dass bestimmte Pflanzen viele Erkrankungen lindern und ihre Heilung unterstützen können. Auf diese Erfahrungen verließ man sich, ja, man musste sich darauf verlassen, denn es war noch nicht möglich, Pflanzen und ihre Heilwirkungen wissenschaftlich zu untersuchen.

Viele Heilpflanzen sind zur Behandlung jeweils mehrerer Krankheiten und Befindlichkeitsstörungen geeignet. Das ist das Besondere an ihnen. Holunderblüten-Tee zum Beispiel ist altbewährt für Schwitzkuren und bei Erkältungen. Dieser Tee lindert aber auch rheumatische Schmerzzustände. Thymian lindert Reiz- und Keuchhusten, hilft aber auch gegen Durchfall und Blähungen. Alle Heilpflanzen-Tees beeinflussen den gesamten Körperstoffwechsel aktivierend durch leichte Heilreize.

Tee-Kuren, die länger als sechs bis acht Wochen dauern sollen, müssen mit dem Arzt abgesprochen werden. Oft sind aber die Beschwerden schon nach wenigen Tagen verschwunden, häufig schon nach zwei bis drei Wochen.

Heilpflanzen und ihre Wirkstoffe

Bei den Wirkstoffen der Heilpflanzen handelt es sich um solche Stoffe, die eine Pflanze während ihres Wachstums in sich gebildet und gespeichert hat. Doch nicht alle diese Stoffwechselprodukte haben eine direkte Heilwirkung.

In jeder Heilpflanze sind Wirkstoffe und Stoffe ohne Heilwirkung nebeneinander vorhanden. Die Stoffe ohne unmittelbare Heilwirkung, auch Ballaststoffe genannt, steuern oft die Wirksamkeit des pflanzlichen Heilmittels, indem sie die Aufnahme der Wirkstoffe in den Organismus beschleunigen oder verlangsamen.

Fast immer sind in einer Heilpflanze mehrere arzneilich wirksame Inhaltsstoffe vorhanden, von denen einer – der Hauptwirkstoff – den arzneilichen Einsatz der Heilpflanze bestimmt. Wie stark die Nebenwirkstoffe die Wirkung einer Heilpflanze beeinflussen, wird deutlich, wenn man den Hauptwirkstoff isoliert. Er wirkt dann oft anders. Erst das Zusammenspiel aller Inhaltsstoffe einschließlich der Ballaststoffe verleiht der Heilpflanze ihre spezifische Wirkung. Die Wirkstoffe einer Heilpflanze sind nicht gleichmäßig über die Pflanze verteilt. Mal werden sie bevorzugt in Blüten, Blättern oder Wurzeln gespeichert, mal in Samen, Früchten oder der Rinde.

Der Wirkstoffgehalt einer Heilpflanze schwankt, bedingt durch ihren Standort, durch Ernte und Einbringung. Das ist ein Nachteil, dem man aber weitgehend dadurch vorbeugen kann, dass man zur richtigen Zeit erntet und bei der Aufbereitung größte Sorgfalt walten lässt. Heilpflanzen aus der Apotheke sind wirkstoffreich. Gut vor-

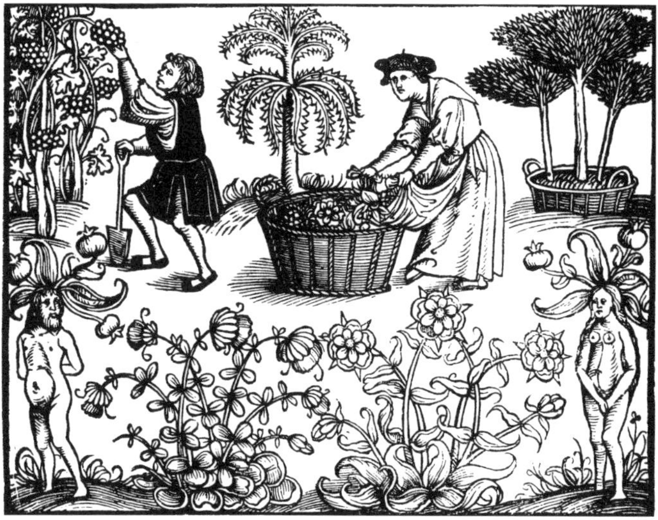

Abbildung aus einem der ersten Kräuterbücher, die nicht mehr in lateinischer Sprache, sondern in der Volkssprache verfasst wurden.

bereitete Arzneipflanzen, richtig gelagert, verlieren auch durch das Trocknen nur wenig von ihrer Wirksamkeit.

Sehr viele Heilpflanzen kommen erst bei Anwendung über längere Zeit – zum Beispiel durch eine Tee-Kur über sechs bis acht Wochen – voll zur Wirkung. Spezielle Angaben dazu finden Sie bei den jeweiligen Rezepten.

Das im Folgenden verwendete Wort „Droge" steht für getrocknete, sachkundig aufbereitete Heilpflanzen oder Teile davon. Aus diesem Wort leitet sich auch die für den Apotheker in einigen Ländern gebräuchliche Berufsbezeichnung „Drogist" ab. Erst in jüngerer Zeit hat sich das Wort „Droge" auch als Bezeichnung für Suchtmittel verschiedener Art durchgesetzt. Suchtmittel sind aber selbstverständlich mit der hier gewählten Bezeichnung „Droge“ nicht gemeint.

Zum besseren Verständnis der Wirkstoffe ist es von Vorteil, die wichtigsten Wirkstoffgruppen unserer Heilpflanzen genauer kennen zu lernen. Dabei kommt es weniger auf die chemische Zusammensetzung, sondern auf die Wirksamkeit bei bestimmten Erkrankungen an. Außer den nachfolgend aufgeführten Wirkstoffgruppen finden sich in Heilpflanzen auch Inhaltsstoffe, unter denen sich der Laie nichts vorstellen kann, die aber dem Fachmann wichtige Hinweise geben.

Bitterstoffe

Es gibt eine große Zahl von Pflanzen, deren Inhaltsstoffe bitter schmecken. Doch wenn hier von Bitterstoffdrogen die Rede ist, so sind nur jene Heilpflanzen gemeint, deren Wirkprinzip allein auf das Vorhandensein so genannter „Bittermittel“ zurückgeführt werden kann. Bitterstoffdrogen werden in der Pflanzenheilkunde *Amara* genannt. Bewährt hat sich die Unterteilung in

- reine Bittermittel, die *Amara tonica,*
- Bittermittel, die neben den Bitterstoffen ätherisches Öl in nennenswerter Menge enthalten und deshalb bitteraromatisch schmecken, die *Amara aromatica,* und schließlich
- Bittermittel, die auch Scharfstoffe oder ätherisches Öl enthalten, deshalb bitter und scharf oder bitteraromatisch schmecken, die *Amara acria* oder *Acria aromatica.*

Es gibt viele Heilpflanzen, die zu den reinen Bittermitteln, den *Amara tonica*, gezählt werden, doch hat sich durch Hildegards Erkenntnisse und Erfahrungen eine überschaubare Anzahl herauskristallisiert, die als besonders wirksam empfohlen werden kann.

Bitterstoffe regen die Magensaftsekretion intensiv an und entfalten darüber hinaus eine kräftigende Allgemeinwirkung. Deshalb kann man Bitterstoffdrogen bei fehlendem Appetit und zur Verbesserung der Verdauung erfolgreich anwenden. Ebenso gut wirken sie bei der Behebung von verschiedenen Schwächezuständen: Rekonvaleszenten sowie blutarme und nervös erschöpfte Menschen finden bei kurmäßiger Anwendung der Bitterstoffdrogen eine sichere Hilfe.

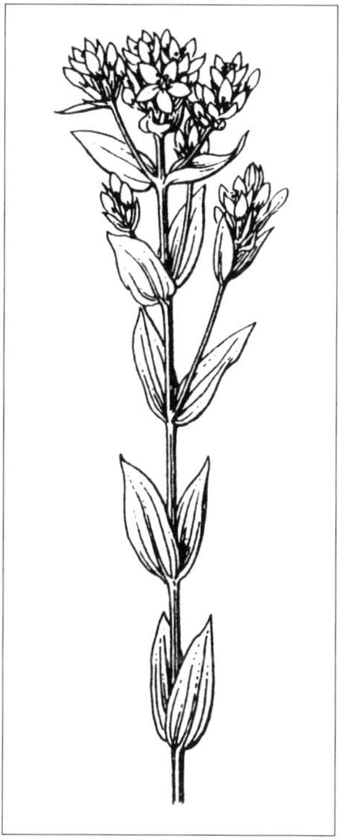

Echtes Tausendgüldenkraut. Das getrocknete Kraut dieser Heilpflanze enthält wirksame Bitterstoffe und ist Bestandteil vieler Tees und Tinkturen.

Bitterstoffdrogen, die gleichzeitig ätherisches Öl enthalten, also *Amara aromatica*, unterscheiden sich in ihrer Wirkung zwar nicht wesentlich von den reinen Bittermitteln, den *Amara tonica*, sie haben aber zusätzlich die Wirkung der ätherischen Öle, wodurch ihr Anwendungsbereich erweitert wird. Wermut und Schafgarbe sind zum Beispiel wichtige Vertreter dieser Gruppe. Allgemein kann man über die Wirkung der *Amara aromatica* sagen, dass sie auf den Magen entsprechend bitter wirken. Oft wird diese Wirkung verstärkt, da die ätherischen Öle durch ihren Duft auf reflektorischem Weg die Magensaftsekretion anregen. Ihre Wirkung erstreckt sich aber auch auf den Darm und beeinflusst die Gallen- und Leberfunktion. Da ätherische Öle antiseptisch, also bakterienfeindlich wirken, kommt den *Amara aromatica* auch eine gewisse antibakterielle Wirkung zu. Besonders bei Gärungserscheinungen im Darm ist die erweiterte Wirkung dieser Drogen sehr geschätzt. Außerdem wirken einige ein wenig harntreibend, eine Nebenwirkung, die oft recht willkommen ist.

Ätherische Öle

Ätherische Öle sind pflanzliche Inhaltsstoffe, die aufgrund ihrer Beschaffenheit leicht flüchtig, in Wasser jedoch nur wenig oder überhaupt nicht löslich sind. Sie riechen stark, und zwar bis auf wenige Ausnahmen angenehm. Ätherische Öle kommen im Pflanzenreich häufig vor. Es gibt kaum Pflanzen, die völlig frei sind von ätherischen Ölen.

In der Pflanzenheilkunde werden aber nur die Heilpflanzen als ätherische Öldrogen zusammengefasst, die einen besonders hohen Gehalt dieser „Duftöle" aufweisen. Dazu gehören speziell die Vertreter der beiden botanischen Familien Lippenblütler, z. B. der Andorn oder das Basilikum, und Doldengewächse wie der Dill. In der Pflanze werden die ätherischen Öle in besonderen „Ölbehältern", den Ölzellen, Ölgängen oder Öldrüsenhaaren, abgelagert. Ätherische Öle setzen sich aus sehr vielen verschiedenen Substanzen zusammen. So konnten in einem einzigen ätherischen Öl über 50 Einzelstoffe identifiziert werden.

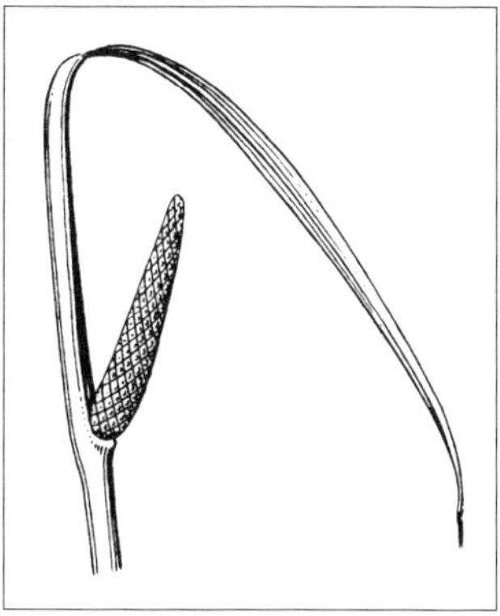

Kalmus enthält vor allem Bitterstoffe und ätherische Öle. Er wird in der Medizin und zur Herstellung von Likören verwendet.

Den Heilpflanzen, die ätherische Öle enthalten, sind folgende Heilwirkungen gemeinsam: entzündungshemmend bei mehr oder weniger stark ausgeprägter Hautreizung, das Abhusten erleichternd, harntreibend, krampflösend sowie stärkend für Magen und Darm, für Galle und Leber. Drogen mit ätherischem Öl bekämpfen Gärungserreger, Bakterien und möglicherweise sogar Viren. Hier muss man sich allerdings im Klaren darüber sein, dass „bekämpfen" nicht gleichbedeutend ist mit „abtöten".

Gerbstoffe

Gerbstoffe sind im pharmazeutischen Sinn Pflanzeninhaltsstoffe, die in der Lage sind, Eiweißstoffe der Haut und der Schleimhaut zu binden und in widerstandsfähige, unlösliche Stoffe zu überführen. Darauf beruht auch ihre Heilwirkung: Sie entziehen den auf der Haut oder der

Schleimhaut angesiedelten Bakterien den Nährboden. Wir kennen und verwenden Heilpflanzen, die Gerbstoffe als Hauptwirkstoff enthalten, zum Beispiel Blutwurz und Heidelbeere.

Als Gurgelmittel bei Angina, als Mundspülmittel bei entzündetem Zahnfleisch, als Umschlag zur Wundbehandlung, vor allem aber als Mittel gegen Durchfall leisten Gerbstoffdrogen gute Dienste. Teilbäder mit Gerbstoffdrogen bei Hämorrhoiden, Frostbeulen und Entzündungen sind ebenfalls empfehlenswerte Heilmaßnahmen.

Glykoside

Allen Glykosiden ist gemeinsam, dass sie durch Hydrolyse – Aufspaltung unter Wasseraufnahme – in einen Zucker und einen Nicht-Zucker, das *Aglykon*, gespalten werden können. Das *Aglykon* bestimmt weitgehend die Wirkung. Beispiele: Die herzwirksamen und schleimlösenden Stoffe einiger Heilpflanzen, die abführenden Stoffe der Faulbaumrinde und die Wirkstoffe der Bärentraubenblätter sind Glykoside.

Auch die schweißtreibende Wirkung der Lindenblüten und die Wirkung vieler Bitterstoffdrogen sind auf Glykoside zurückzuführen.

Saponine

Saponine sind pflanzliche Glykoside, die zusammen mit Wasser einen haltbaren Schaum ergeben, Öl in Wasser emulgieren und eine hämolytische Wirkung besitzen, das heißt, den roten Blutfarbstoff aus den roten Blutkörperchen austreten lassen. Saponindrogen leisten zum Beispiel bei festsitzendem Husten gute Dienste. Es kommt wegen der Oberflächenaktivität der Saponine zur Verflüssigung des zähen Schleims, der sich dann leichter abhusten lässt.

Der vom Körper neu gebildete Schleim kann ungehindert abfließen. Durch leichte Reizwirkung auf die Magenschleimhaut kommt es reflektorisch zur Vermehrung der Absonderung (Sekretion) aller Drüsen, was sich in den Bronchien günstig bemerkbar macht.

Manche Saponindrogen besitzen auch eine wassertreibende Wirkung und werden häufig für die so genannten Blutreinigungskuren – Frühjahrs- und Herbstkur – herangezogen.

Sie wirken auch gegen Hautunreinheiten und gegen rheumatische Beschwerden. Schließlich können manche Saponindrogen Ödeme ausschwemmen und entzündungshemmend wirken. Und nicht zuletzt beeinflussen Saponine in Heilpflanzen die Aufnahme anderer pflanzlicher Wirkstoffe entscheidend, wodurch oft geringe Wirkstoffmengen „große" Wirkung zeigen. Saponine sind aber auch nicht ganz ungefährlich – ein Zuviel reizt die Darmschleimhaut.

Schleim

Unter Schleim im botanisch-pharmakologischen Sinn versteht man kohlenhydrathaltige Stoffe, die mit Wasser stark aufquellen und eine fadenziehende (viskose) Flüssigkeit liefern.

Schleimdrogen sind im Pflanzenreich weit verbreitet, doch in nur wenigen Pflanzen – zum Beispiel in Eibisch und Lein – in solcher Menge enthalten, dass man sie therapeutisch nutzen kann. In den vielen anderen Fällen beeinflussen sie jedoch die Wirkungsintensität anderer pflanzlicher Wirkstoffe entscheidend. Die pharmakologische Wirkung der Pflanzenschleime lässt sich am besten mit dem Begriff „Reizmilderung" beschreiben.

Der Schleim legt sich als feine Schicht um die Schleimhäute und schützt sie so vor örtlich reizenden Stoffen oder wirkt reizmildernd. Entzündungen, vor allem die der Schleimhäute, klingen unter dem Einfluss der Schleimdrogen schnell ab. Schleim wird nicht resorbiert, die Wirkung ist also rein lokal. Eine hustenstillende Wirkung besitzen Schleimdrogen dann, wenn der Husten durch Reizzustände im Rachen und am Kehldeckel ausgelöst wird. Schleimdrogen wirken leicht abführend, weil sie die Darmfüllung auflockern, Wasser zurückhalten und quellen, zum Beispiel Leinsamen.

Eine besondere Eigenschaft der Schleime ist die Abschwächung der Geschmacksempfindung, vor allem für Saures. Ein Beispiel zur Veranschaulichung: Himbeeren enthalten weniger Zucker und mehr Säuren als Johannisbeeren. Da sie aber reicher an Schleimstoffen sind, schmecken sie süßer als Johannisbeeren.

Vitamine, Mineralstoffe und Spurenelemente

In einem Überblick über die wichtigsten Heilpflanzeninhaltsstoffe dürfen die so genannten „essenziellen Nährstoffe" nicht fehlen. Sie sind im Organismus erforderlich, um Gerüstsubstanzen – Bindegewebe, Knochen, Zähne – und Zellstrukturen aufzubauen, Bausteine für körpereigene Enzyme – Fermente – und Hormone zu liefern,

Stoffwechselprozesse zu aktivieren sowie die Organfunktionen und den Wasserhaushalt zu beeinflussen. Ohne diese Stoffe ist Leben nicht möglich.

Ihr ausreichendes und ausgewogenes Angebot in der Nahrung ist lebenswichtig. Das erklärt die Bedeutung pflanzlicher Nahrung wie Gemüse, Salat und Obst.

Auch im Rahmen der Behandlung von Krankheiten, bei denen ein Mangel an Mineralstoffen, Spurenelementen und Vitaminen vorliegt, sind Zubereitungen aus Heilpflanzen mit diesen Inhaltsstoffen besonders wichtig. Mineralstoffe, Spurenelemente und Vitamine gehen teilweise bei der Tee-Zubereitung in Lösung und sind dadurch auch an der Heilwirkung beteiligt. Ist ein bestimmtes Vitamin der Hauptwirkstoff einer Heilpflanze, dann kann die Droge gezielt als Vitaminlieferant eingesetzt werden. Das trifft zum Beispiel auf die Hagebutte zu, die besonders viel Vitamin C enthält.

Sammeln von Heilpflanzen

Sollten Sie einige Heilpflanzen selbst sammeln wollen, dann sind ausreichende botanische Kenntnisse unerlässlich. Ob Ihre Kenntnisse ausreichend sind, können Sie leicht selbst überprüfen. Stellen Sie sich am besten folgende Fragen:

- Kann ich die von mir gesuchte Heilpflanze in der Natur zweifelsfrei erkennen?
- Weiß ich, dass einige Heilpflanzen giftige „Doppelgänger" haben?

- Weiß ich, welche Heilpflanzen giftig und deshalb zur Selbstmedikation ungeeignet sind, da sie lebensgefährlich sind?
- Weiß ich, welche Heilpflanzen geschützt sind und auf keinen Fall gesammelt werden dürfen?
- Weiß ich, in welcher Umgebung ich Heilpflanzen sammeln kann – erkenne ich, ob eine Wiese, ein Feld, ein Waldrand frei ist von Umweltvergiftung?
- Weiß ich, zu welcher Tages- und Jahreszeit ich die Heilpflanze meiner Wahl sammeln soll, damit sie ihre optimale Wirkung entfalten kann?
- Weiß ich, welcher Pflanzenteil als „Droge" für den Tee genutzt wird – Blüten, Früchte, Samen, Wurzeln, Rinde oder das ganze Kraut?
- Weiß ich, wie die Sammelausbeute sachgerecht aufbereitet wird? Wenn ja, habe ich die Möglichkeiten dazu?

Wichtiger Hinweis: Wird die Wurzel verwendet, so verbietet sich das Sammeln, denn dadurch würde der Wildbestand der Heilpflanze gefährdet. Für arzneiliche Zwecke – auch für Teemischungen – stammen Wurzeln aus Kulturen.

Sollten Sie mit Hilfe dieser Fragen feststellen, dass Sie nur wenig über Heilpflanzen wissen, so verbietet sich das Selbstsammeln für Sie zunächst. Möchten Sie hingegen, angeregt durch dieses Buch, mehr über Heilpflanzen erfahren, so können Sie mit bewährten Heilpflanzenbüchern und Sammelführern Ihre Kenntnisse erweitern (siehe Seite 123 ff.).

Heilpflanzen richtig aufbewahren

Generell sollten Heilkräuter immer in dunklen Glasgefäßen oder in Weißblechdosen aufbewahrt werden. So sind sie vor Lichteinfall und Feuchtigkeit geschützt und behalten ihre Qualität.

Wesentlich ist auch die Beschriftung der Aufbewahrungsgefäße, denn getrocknete und zerkleinerte Heilpflanzen, die Teedrogen, kann man nur schwer voneinander unterscheiden. Außerdem sollten Sie einen Zettel ins Gefäß legen, auf dem Sie neben dem Datum, an dem Sie die Pflanze eingekauft oder Ihr Sammelgut aufbereitet haben, notieren, außerdem wer in Ihrer Familie mit diesem Tee behandelt worden ist und bei welchen Beschwerden und in welcher Dosierung er geholfen hat.

Heilkräuter, wie sie Hildegard von Bingen empfiehlt und die von hochwertiger Qualität sind, bekommen Sie bei Ihrem Apotheker, denn er ist gesetzlich dazu verpflichtet, alle Heilpflanzen vor der Abgabe auf Reinheit und Qualität zu überprüfen. Die Qualitätskriterien für Heilpflanzen sind in den jeweils gültigen Arzneibüchern festgelegt. Ein Apotheker, der mit Hildegard-Medizin vertraut ist, stellt Ihnen auch alle in diesem Ratgeber empfohlenen Tee-Mischungen zusammen.

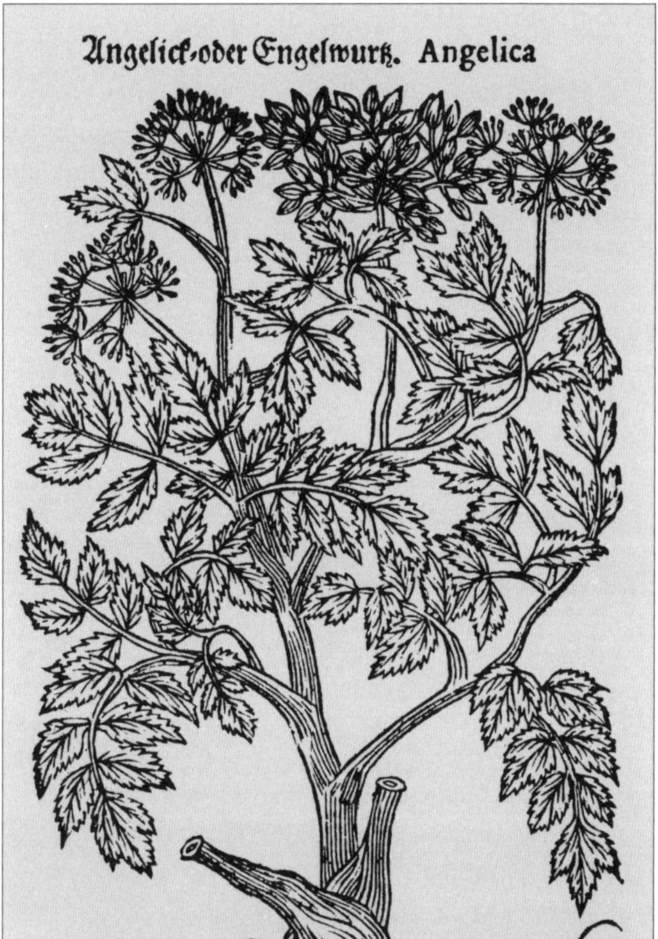
Angelick/oder Engelwurtz. Angelica

Die Selbstmedikation

Zubereitung und Anwendung der Tees

Kräutertees sind Arzneimittel. Wie andere Arzneimittel wirken sie nur dann optimal, wenn sie gezielt angewendet und richtig dosiert werden. Auch die vorschriftsmäßige Tee-Zubereitung ist ganz wesentlich. Die verwendete Menge, die Wassertemperatur und die Dauer des Ausziehens, selbst die Art des Teetrinkens – schluckweise, warm, heiß oder kalt – sind wesentlich. Wenn Sie sich daher an die Anweisungen dieses Buches halten, wird der Kräutertee seine Wirkung voll entfalten.

Um den Umgang mit Heilpflanzentees zu erleichtern, haben wir für die meisten der in diesem Ratgeber empfohlenen Tees eine einheitliche Art der Zubereitung vorgenommen. Wenn bei den einzelnen Tee-Empfehlungen nichts anderes angegeben ist, gelten folgende Maßnahmen:

Zubereitung der Tees

Zwei gehäufte Teelöffel Droge (Einzeltee oder Teemischung) mit $^1/_4$ Liter siedendem Wasser übergießen, zugedeckt zehn Minuten ziehen lassen und durch ein Sieb abseihen.

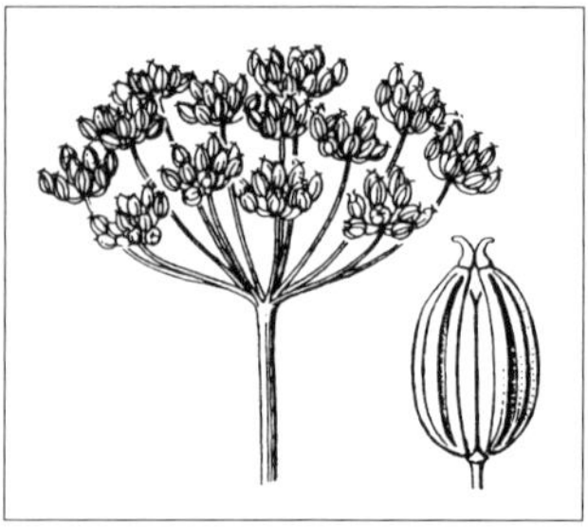

Die Frucht des Fenchels ist ein ausgezeichnetes Mittel gegen Blähungen, und die Samen sind Bestandteil vieler Teemischungen.

Innerliche Anwendung der Tees

Zwei bis drei Tassen Tee schluckweise mäßig warm zwischen den Mahlzeiten trinken. Sie können die Tees mit Honig süßen, sofern Sie nicht zuckerkrank sind. Bitte beachten Sie aber auch die im Text angegebenen Abweichungen!

Äußerliche Anwendung der Tees

Neben der innerlichen Anwendung, dem Teetrinken, kann man Heiltees auch äußerlich verwenden. Das gilt vor allem für ungemischte Tees. Man spricht von äußerlicher Anwendung, wenn man mit dem Tee gurgelt, den Mund spült, das Zahnfleisch einreibt, Wunden behandelt, Dampfbäder, Einläufe, Umschläge, Teil- und Vollbäder macht oder die Augen spült.

Vollbäder

Vollbäder mit Drogenauszügen macht man in der Badewanne bei Temperaturen zwischen 35 und 38 Grad Celsius, Badedauer etwa zehn bis 15 Minuten. Anschließende Bettruhe ist zu empfehlen, weil die Bettwärme die Nachwirkung des Vollbades verstärkt. In der Apotheke erhält man Badeextrakte auf pflanzlicher Basis, wie sie Hildegard empfiehlt. Es ist vorteilhaft, diese fertigen Extrakte zu verwenden, weil es etwas mühsam ist, sich den

Kräuterauszug für ein Vollbad selbst zu bereiten. Dennoch haben wir dort, wo Kräuter-Vollbäder empfohlen werden, auch die Vorschriften für die Selbstherstellung angegeben.

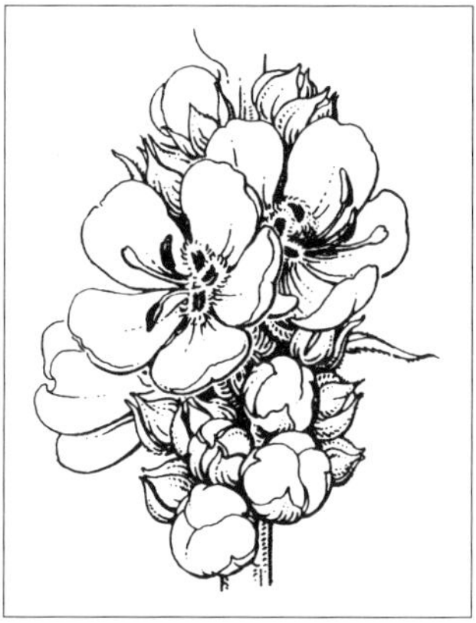

Die Königskerze ist in der Hildegard-Medizin eine beliebte Heilpflanze. Nach dem Trocknen werden ihre gelben Blüten als schleimlösendes Mittel Brusttees beigemischt.

Teilbäder

Teilbäder für verletzte Glieder – Finger, Hand, Fuß – sind sehr einfach auszuführen. Man bereitet einen Tee und badet darin bei mäßiger Temperatur – 35 bis 40 Grad Celsius – die erkrankten Körperteile etwa zehn Minuten lang. Für einen Liter Badeflüssigkeit benötigt man einen Esslöffel Droge; mit kaltem Wasser übergießen, aufkochen, zehn Minuten ziehen lassen, abseihen und auf die angegebene Temperatur abkühlen lassen.

Ansteigende Fußbäder

Eine sehr hilfreiche Anwendung zur Abwehr von beginnenden Erkältungskrankheiten sind ansteigende Fußbäder.

Sie führen zu einer Kräftigung durch Wärmung des ganzen Körpers, fördern die Durchblutung der Schleimhäute in der Nase sowie im Rachenraum und verhindern, dass eine beginnende Erkältungskrankheit, ein Virusin-

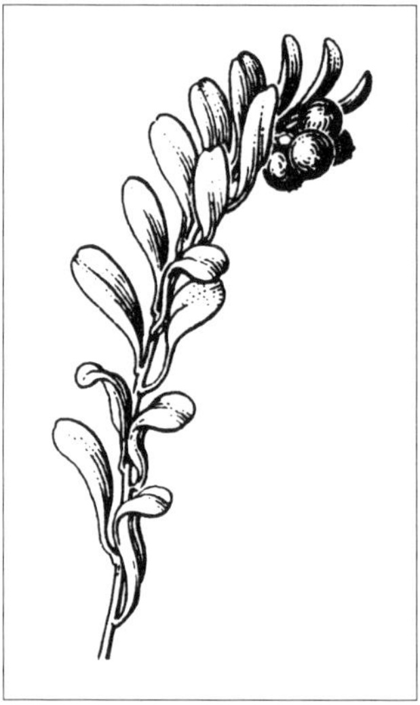

Die Echte Bärentraube war schon in der Antike eine geschätzte Heilpflanze. Ihre Blätter dienen der Behandlung der Harnwege.

fekt, sich weiter ausbreitet, da Temperaturen über 38 Grad Celsius den Krankheitserregern nicht gut bekommen.

Man benötigt für das Bad eine hohe Fußbadewanne und warmes bis heißes Wasser. In die Fußbadewanne gibt man zum Beispiel einen Liter Thymiantee und einen halben Liter Schachtelhalm-Tee. Durch Auffüllen mit Wasser von 37 Grad Celsius wird mit dem Fußbad begonnen und die Temperatur durch Zugabe von heißem Wasser langsam gesteigert, so lange, wie es erträglich ist. Nach etwa zehn bis 15 Minuten beendet man das Fußbad, trocknet die Füße ab und zieht warme Socken an.

Inhalationen und Dampfbäder

Hierfür gibt man eine kleine Hand voll Teekräuter in einen Topf und übergießt sie mit einem halben bis einem Liter siedendem Wasser.

Während der Inhalation atmet man – Kopf und Gefäß mit einem Tuch abgedeckt – die Kräuterdämpfe langsam und tief durch Mund und Nase ein.

Beim Dampfbad lässt man die Dämpfe auf die Haut

einwirken. Steigen keine Dämpfe mehr auf, muss der Ansatz noch einmal zur „Wiederbelebung“ erhitzt werden, denn die Behandlung soll etwa fünf bis zehn Minuten dauern.

Für Dampfbäder im Bereich von After oder Geschlechtsorganen braucht man ein standfestes Gefäß, auf das man sich setzen kann. Dazu werden drei Liter Ansatzflüssigkeit und drei bis vier Esslöffel Kräuter benötigt.

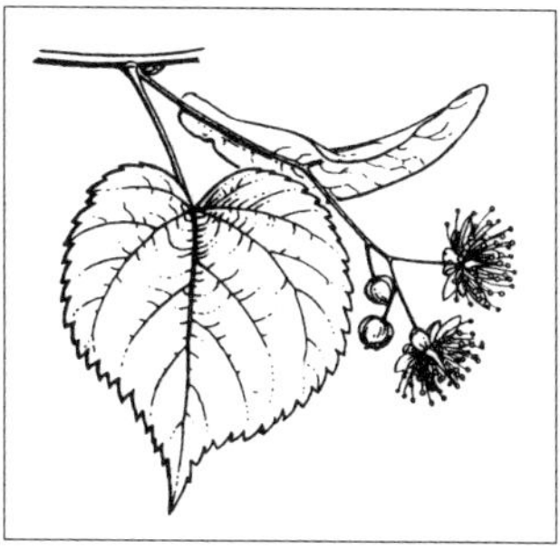

Getrocknete Lindenblüten sind als Tee ein ausgezeichnetes Mittel zum Schwitzen und zur Heilung von Erkältungskrankheiten.

Umschläge

Für feuchte Verbände oder Wundumschläge tränkt man einen Wattebausch oder Mulltupfer mit dem Tee, drückt ihn leicht aus und bedeckt damit die zu behandelnden Stellen. Der Wundumschlag bleibt einige Stunden liegen, der feuchte Verband so lange, bis er trocken ist. Um die Feuchtigkeit des Verbands zu erhalten, ohne ihn erneuern zu müssen, kann man ihn, nachdem er trocken geworden ist, mehrmals mit dem verwendeten Tee nachfeuchten.

Waschungen

Für Waschungen mit Kräutertees – bei Hautunreinheiten sehr empfehlenswert – taucht man ein sauberes Tuch oder ein Mullläppchen in den lauwarmen Tee und wäscht unter kreisenden Bewegungen die „unreinen" Hautstellen. Wenn es darum geht, Krusten aus Blut, Sekret oder Eiter zu beseitigen, drückt man zunächst mehrmals ein mit Tee getränktes Mullläppchen – so heiß, wie Sie es vertragen – auf die verkrusteten Stellen und beginnt erst nach zehn Minuten mit der Reinigung. Dann sind die Krusten aufgeweicht und lassen sich schmerzlos abwaschen.

Gurgellösung und Mundspülung

Zum Gurgeln und Mundspülen verwendet man den normalen Kräutertee – natürlich ungesüßt. Wichtig ist nur, dass die Behandlung lange genug durchgeführt wird. Die reine Gurgelzeit soll mindestens eine Minute betragen, das Mundspülen etwa fünf Minuten dauern.

Augenwaschungen

Auch für Augenwaschungen und – eventuell mit derselben Menge Wasser verdünnt – für Augenspülungen verwendet man den empfohlenen Tee ungesüßt.

Die Augen werden mit einem teegetränkten Wattebausch oder Mullläppchen von außen nach innen, also von der Schläfe zur Nase hin, jeweils drei Minuten lang ausgewaschen.

Für Augenspülungen benutzt man am besten eine Augenbadewanne, die jede Apotheke bereit hält. Die mit dem Teeaufguss gefüllte Augenbadewanne wird ans Auge gedrückt, der Kopf langsam nach hinten geneigt, das Auge geöffnet und ein wenig hin und her bewegt. So wird das

Auge in der Flüssigkeit regelrecht „gebadet". Diese Behandlung sollte jeweils drei bis fünf Minuten durchgeführt werden.

Es empfiehlt sich, den Kräutertee vor dem Augenbad mithilfe eines Kaffeefilters zu filtrieren und dann noch einmal kurz aufzukochen.

Kräutersäckchen

Mit Kräutersäckchen kann man Geschwülste erweichen, reifen oder zerteilen, darüber hinaus Schmerzen lindern durch die Wärme. Deshalb sollen Kräuter-Säckchen sehr warm bis heiß aufgelegt werden. Die Temperatur richtet sich nach der Verträglichkeit. Die Droge wird in ein kleines Leinensäckchen gefüllt, das dann etwa zehn Minuten lang in kochend heißes Wasser und – nachdem es abgetropft und abgekühlt ist – auf die erkrankte Stelle gelegt wird.

Wichtiger Hinweis: Wer kranke Venen hat oder unter Herz- und Kreislaufstörungen leidet, darf kein heißes Fußbad nehmen. Es sei denn, der Arzt genehmigt es ausdrücklich.

Grenzen der Selbstmedikation

Da viele Menschen alles, was die Natur zur Linderung von Beschwerden oder zur Heilung von Krankheiten anbietet, für unschädlich halten, gehen sie oft fahrlässig mit Heilpflanzen-Anwendungen um. Entweder sie überschät-

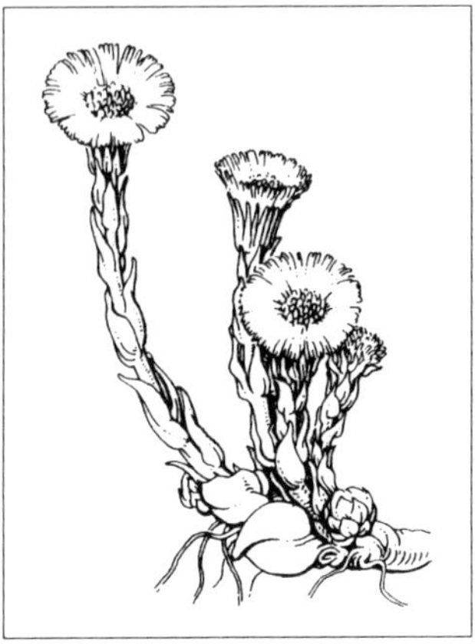

Die Blätter des Huflattichs werden für Tee gegen Husten gesammelt.

zen die Wirkung einer Heilpflanze, oder sie sind der Meinung, dass eine Therapie – selbst wenn sie nichts nützt oder die Anwendung fehlerhaft war – auch nicht schaden kann. Das ist ein sehr großer und häufig sogar gefährlicher Irrtum! Wir wissen heute, dass Heilpflanzen manchmal erhebliche schädigende Nebenwirkungen haben. Falsch angewandt, überdosiert oder zu lange eingenommen, können sie einem Kranken mehr schaden als nützen. Nur überlegt ausgesuchte Heilpflanzen, richtig zubereitet und dosiert, sind Heilmittel. Dies ist auch der Grund, weshalb Hildegard immer wieder auf Besonnenheit und das richtige Maß hinweist.

Selbstbehandlung von Beschwerden setzt daher hohe Eigenverantwortung voraus. Das bedeutet konkret, dass die Vorhaben mit dem Hausarzt abgesprochen werden, nicht zuletzt, um die richtige Diagnose erstellen zu lassen. Die Furcht, von ihm ausgelacht zu werden, ist völlig unbegründet, denn Ärzte befürworten durchaus die Behandlung mit Heilpflanzen, wenn diese aufgrund der Diagnose gerechtfertigt ist.

Wenn Sie – vermeintlich – harmlose Befindlichkeitsstörungen, ohne den Arzt zu befragen, behandeln möchten, weil Sie eigene Erfahrungen im Umgang mit Heilpflanzen besitzen, so gilt folgender Rat:

- Verschwinden die Beschwerden nicht spätestens nach drei Tagen, oder treten sie nach dem Absetzen der Tee-Anwendung bald wieder auf, so muss ein Arzt konsultiert werden.
- Starke Schmerzen und hohes Fieber sind Alarmsignale, die ebenfalls einen Arztbesuch erforderlich machen.
- Wenn nach der Heilpflanzenanwendung andere Beschwerden wie Magenschmerzen, Übelkeit, Erbrechen oder Durchfälle auftreten oder wenn sich allergische Hautveränderungen zeigen, so muss die Anwendung sofort abgebrochen werden.
- Sofern die Beschwerden nicht bald verschwinden – nach etwa zwei Tagen – ist ärztlicher Rat unbedingt erforderlich.

Es bedarf kaum des Hinweises, dass Schwangere oder organisch Kranke sich nicht selbst behandeln dürfen. Bei chronischen Erkrankungen können jedoch Heilpflanzen-Anwendungen neben den ärztlicherseits verordneten Maßnahmen als begleitende Therapie sehr hilfreich sein.

Rosen

Bauchflüss
Durchfall
Zahnfleisch
Blutspeyen
Weiberfluß
Ausfluss
Brandschäden
Verbrennungen
Haar wachsen machen
Spreissen ausziehen
Hertzstärcke
Weiberzeit
Menstruation
Augenwehe
Zährende Augen
tränende Augen
Herzzittern
Herzklopfen
Verschrung des Hals
Schlaff fürdern
Pestilenz
Stulgang machen
Zähen Schleim ausführen
Schwacher Magen
Verdorrete Zung
Mundfäule
Bräune
Angina
Halsschwellen
Lieblichen Athem machen

Roſa alba.

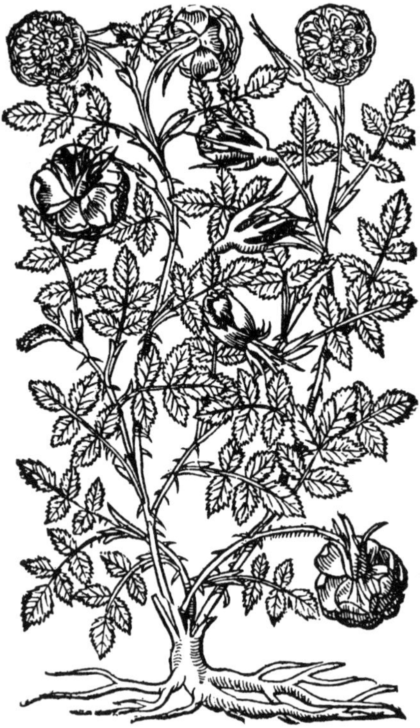

DJe Roſe ſindt meniglich bekandt/das es vnne
jr geſtalt vnd gewechß zubeſchreiben. Werden vielerley geſchlecht erfunde
welche man in der årtzney nützet/derer ſindt dreierley/nemlich die weyſſen/ro
leibfarben.

¶ Die ſattroten haben das beſte loß/darnach die leibfarben. Die
weiſſen Roſen ſindt die geringſten/außgenommen die/welche im Herbſt/v
weilen biß mitten in Winter blüen/eines gar freundtlichen lieblichen geruchs.

Hildegards beste Pflanzenhelfer

Getreu dem benediktinischen Auftrag *Ora et labora et lege* (Bete und arbeite und lese) gehörte das Lesen und das Studieren der Werke geistlicher und weltlicher Autoren zum täglichen Pflichtprogramm Hildegards. Zu den bedeutendsten Autoren des frühen und hohen Mittelalters zählte der Bischof und Kirchenlehrer Isidor von Sevilla. Aus dessen umfassendem Werk schöpfte Hildegard das Grundwissen über die geistige Welt der Antike, das auch heute noch in Form wertvoller Pergamenthandschriften und Bücher in den Klosterbibliotheken sorgsam behütet wird.

Das 20-bändige Werk *Etymologien* des Isidor von Sevilla enthält auch eine Kräuterenzyklopädie, ein Schlüsselwerk für das Ziehen von Kräutern in der klösterlichen Gartenkultur, das Hildegard kannte und das auch heute noch hohen Stellenwert hat. In den Kapiteln *De herbis aromaticis sive communibus* (Über aromatische oder gewöhnliche Kräuter), *De oleribus* (Über das Gemüse) und *De adoratis oleribus* (Über das Gewürz) sind alle Pflanzen und Kräuter geschildert, mit denen sich die große Heilerin intensiv beschäftigte.

Ebenso großen Einfluss auf das Pflanzenwissen Hildegards hatte der Mönch Walahfrid Strabo. Als Kräuterpoet besang er um 840 in seinem 414 Verse umfassenden Werk *De cultu hortorum*, auch *Hortulus* (Kleiner Garten) genannt, auf der Insel Reichenau im Bodensee 23 Pflanzen, die bunt durcheinander wuchsen, u. a. Salbei, Raute, Andorn, Fenchel, Gladiole, Liebstöckel, Kerbel, Lilie, Mohn, Minze, Eberraute, Flaschenkürbis, Wermut, Sellerie, Schafgarbe, Rettich und Rose. Der scharfe, gewöhnliche Rettich neben der zarten Rose, die Edelgladiole zwischen den Küchenkräutern – diese Mischung war durchaus beabsichtigt. Das Nebeneinander von Gewürz-, Zier- und Heilkräutern lässt sich in der Tradition der Kräutergärten, zum Beispiel in den Bauerngärten, die nach dem Vorbild alter Klostergärten angelegt worden waren, bis zum heutigen Kräutergarten in den Klöstern verfolgen.

Hildegards Wissen über die Pflanzen

Das große Werk *Physica* ist keine naturkundliche Beschreibung oder Betrachtung, kein naturwissenschaftliches Werk im eigentlichen Sinn, sondern eher als der zweite Teil der medizinischen Schrift Hildegards zu verstehen. Hildegard wollte kein wissenschaftliches Werk über die Natur schreiben, auch keinen Kommentar zu antiken Autoren, die sie kannte und deren Wissen sie schätzte, wie es später zum Beispiel der Dominikaner Albertus Magnus im Hinblick auf Aristoteles tat. Hildegard war Äbtissin und wollte ein Handbuch der praktischen Volksheilmittelkunde für ihre Nonnen und die Bevölkerung verfassen. Von daher erklärt sich auch, dass Hildegard sämtliche Naturobjekte, die sie in der *Physica* behandelt, hauptsächlich unter dem Aspekt der Nützlichkeit für den Menschen betrachtet.

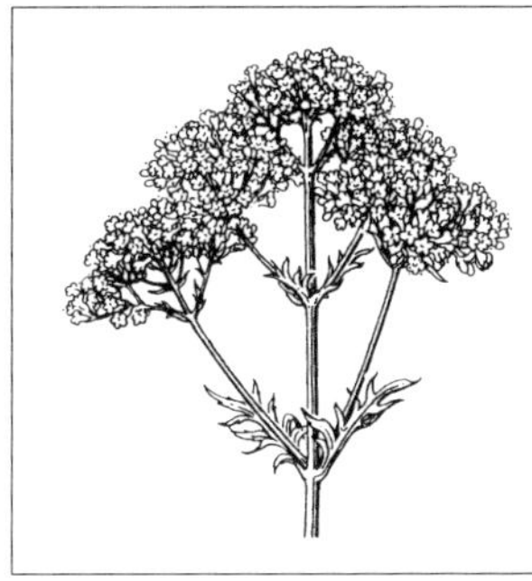

Baldrian hat ausgezeichnete Heilwirkung, vor allem wirkt er beruhigend.

In acht Büchern werden etwa 500 Kräuter und Bäume, Tiere (vierfüßige Tiere, Fische, Vögel, Reptilien), Edelsteine, Metalle und Flüsse beschrieben. Dabei wird keine genaue naturkundliche Beschreibung der jeweiligen Objekte gegeben. Man findet nur selten die sonst üblichen Angaben über Gestalt und Farbe, Vorkommen, Standort, Merkmale, Ausformung der einzelnen Teile, Erntezeit, Vermehrung und Fortpflanzung usw. Statt dessen werden stets Angaben über die medizinische Verwendbarkeit und die Nutzbarkeit der entsprechenden Naturobjekte für den Menschen gegeben. Die *Physica* enthält insgesamt etwa 2000 Rezepte und Verwendungsvorschriften. Der Titel *Physica* ist in diesem Sinne auch nicht als Naturlehre zu übersetzen, sondern eher im Sinne des Begriffes *Physicus* (= Arzt) als *Lehre von der Heilkraft der Natur*, wie dies durch die neueste Übersetzung auch geschieht.

Das erste Buch der *Physica* ist eine umfassende Darstellung der damals bekannten Pflanzen, die Hildegard in erster Linie unter dem Gesichtspunkt ihrer medizinischen Verwendbarkeit betrachtet. Die einzelnen Arten werden ohne bestimmte Ordnung besprochen. Die Namen sind entweder die aus der Antike allgemein bekannten lateinischen Bezeichnungen, oder es sind die deutschen Worte, durch Anhängen einer lateinischen Endsilbe latinisiert. Außerdem benutzt Hildegard auch die damaligen deutschen Namen, weshalb das Buch als Sprachquelle wichtig und interessant ist. Die Darstellung der Pflanzen ist auf zwei Bücher verteilt, Buch I, *Über die Pflanzen,* und Buch III, *Über die Bäume.* Die behandelten Pflanzen können folgendermaßen gruppiert werden:

- Zierpflanzen – fünf Arten
- Inländische, in den Gärten eingeführte Heilpflanzen – etwa 38 Arten
- Gemüsepflanzen – 46 Arten
- Obstbäume – 19 Arten
- Getreidearten und Gräser – acht Arten
- Ausländische Heilpflanzen – 26 Arten
- Einheimische wilde Heilpflanzen – 68 Arten
- Wilde Bäume – 26 Arten

Insgesamt sind etwa 300 Pflanzenarten beschrieben, die Hildegard wohl fast alle aufgrund eigener Anschauung kannte. Man kann sie mit Recht als eine gute Pflanzenkennerin bezeichnen.

Hildegard beginnt das Buch über die Pflanzen mit einem Vorwort, das Aussagen über das Verhältnis der Pflanzen zum Menschen und über den unterschiedlichen Charakter der Pflanzen enthält:

„Bei der Erschaffung des Menschen aus Erde wurde andere Erde genommen, die der Mensch ist, und alle Elemente dienten ihm, weil sie fühlten, dass er lebe, und allen seinen Tätigkeiten entgegen (kommend) wirkten sie mit ihm zusammen und er mit ihnen. Und die Erde gab ihr Grün gemäß der Art und der Natur und den Sitten und allem Umgang des Menschen. Die Erde nämlich zeigte mit nützlichen Kräutern den Umgang (infolge) der geistigen Beschaffenheit des Menschen, indem dieser (die Kräuter) unterschied; aber mit unnützen Kräutern zeigt sie die unnützen und dämonischen Charakterzüge (des Menschen)."

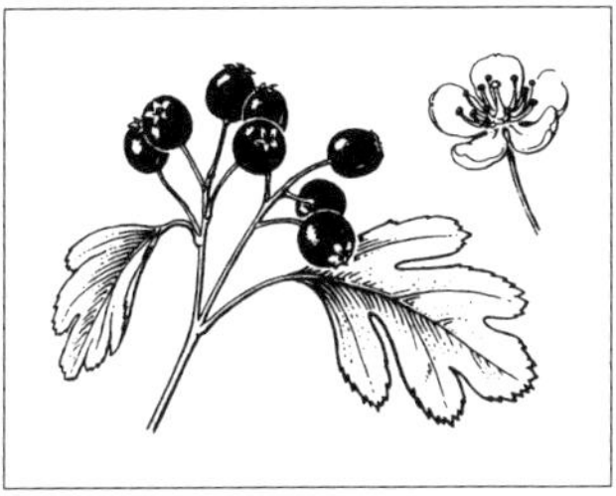

Die Blüten, das Kraut, die Blätter und Früchte des Weißdorns sind ein gutes Mittel zur Senkung hohen Blutdrucks.

So ist nach Hildegard auch das „Grün", das die Erde hervorbringt, zum Nutzen und zum Dienst am Menschen erschaffen. Hildegard spricht von dem unterschiedlichen Nutzen und den verschiedenen Verwendungsmöglichkeiten bestimmter Pflanzen und Pflanzenteile. Gewisse Kräuter sollen zusammen mit Speisen gekocht werden, gemeint sind also Gewürzkräuter. Gewisse „luftige" Kräuter sind gut für die Verdauung des Menschen. Wenn er sie isst, machen diese Kräuter ihn fröhlich. Andere Kräuter hingegen sind nach Hildegard „windig und trocken" – gemeint ist damit, dass diese Kräuter schwer verdaulich sind –, sie machen den Menschen traurig, wenn er sie isst. Der Saft bestimmter unnützer Kräuter – so Hildegard weiter – ist sogar giftig und kann dem Menschen den Tod bringen. Hildegard unterscheidet deutlich zwischen wilden und vom Menschen kultivierten Pflanzen:

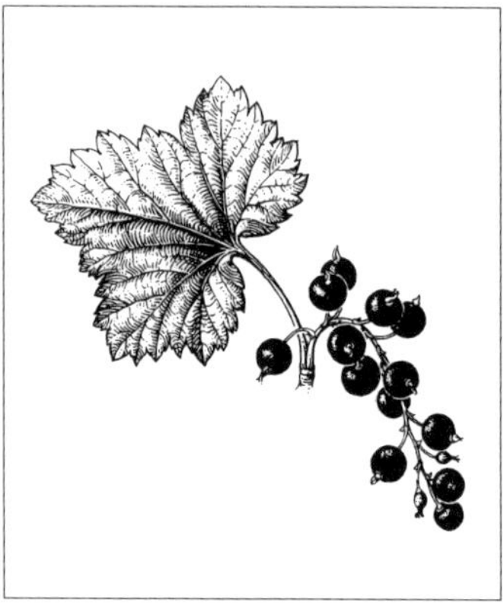

Auch die Schwarze Johannisbeere hat eine große Bedeutung in der Pflanzenheilkunde. Außer Vitamin C enthält sie weitere wichtige Inhaltsstoffe.

„Die Kräuter, die durch die Arbeit des Menschen gesät werden und allmählich empor kommen und wachsen, verlieren wie Haustiere, die der Mensch in seinem Haus mit Sorgfalt aufzieht, durch jene Arbeit, durch die sie vom Menschen angebaut und gesät werden, die Herbheit und Bitterkeit ihrer Säfte, sodass die Feuchtigkeit dieser Säfte die Beschaffenheit des Saftes des Menschen etwas berührt, insofern als sie für seine Speisen und Getränke gut und nützlich sind. Die Kräuter aber, die durch das Fallen ihres Samens ohne die Arbeit des Menschen wachsen und plötzlich und eilig wie ungezähmte Tiere empor kommen, sind dem Menschen nachteilig zum Essen, weil der Mensch durch Milchtrinken, Essen und Wachsen in gemäßigter Zeit aufgezogen wird, was bei den vorgenannten Kräutern nicht geschieht. Aber dennoch unterdrücken einige von ihnen die schädlichen und kranken Säfte in den Menschen als Heilmittel."

Im folgenden Abschnitt sind die besten Pflanzenhelfer in alphabetischer Reihenfolge dargestellt, und zwar jeweils zuerst nach dem Wortlaut Hildegards und anschließend im Hinblick auf die Anwendungen heute.

Die besten Pflanzenhelfer von A bis Z

Alant

Der Alant zählt zur Familie der Korbblütler und ist eine kräftige Pflanze, die bis zu zwei Meter Höhe erreichen kann, mit auffallend gelben Blütenköpfen und großen Blättern. Der starke Wurzelstock hat einen aromatischen Geruch.

Helfer bei:

Asthma, Kopfschmerzen, Lungenschmerzen, Augentrübung.

Hildegard:

„Der Alant ist von warmer und trockener Natur und hat nützliche Kräfte in sich. Und das ganze Jahr über soll er sowohl dürr als auch grün in reinen Wein gelegt werden. Aber nachdem er sich in Wein zusammengezogen hat, schwinden die Kräfte in ihm, und dann soll er weggeworfen werden und ein neuer eingelegt werden. Wer in der Lunge Schmerzen hat, der trinke ihn täglich mäßig vor und nach dem Essen, und das Gift – das ist der Eiter – nimmt er aus seiner Lunge weg. Er unterdrückt auch die Migräne und reinigt die Augen. Wer keinen Wein hat, um ihn einzulegen, der mache mit Honig und Wasser eine reine Honigwürze und lege den Alant ein und trinke wie oben gesagt wurde ..."

Anwendungen heute:

In Wein extrahiert, nimmt man die Alantwurzel dreimal täglich vor und nach dem Essen, je einen Esslöffel voll.

Wichtiger Hinweis: Anwendung nur nach Vorschrift der Apotheke, da Alant – übermäßig genossen – giftig ist.

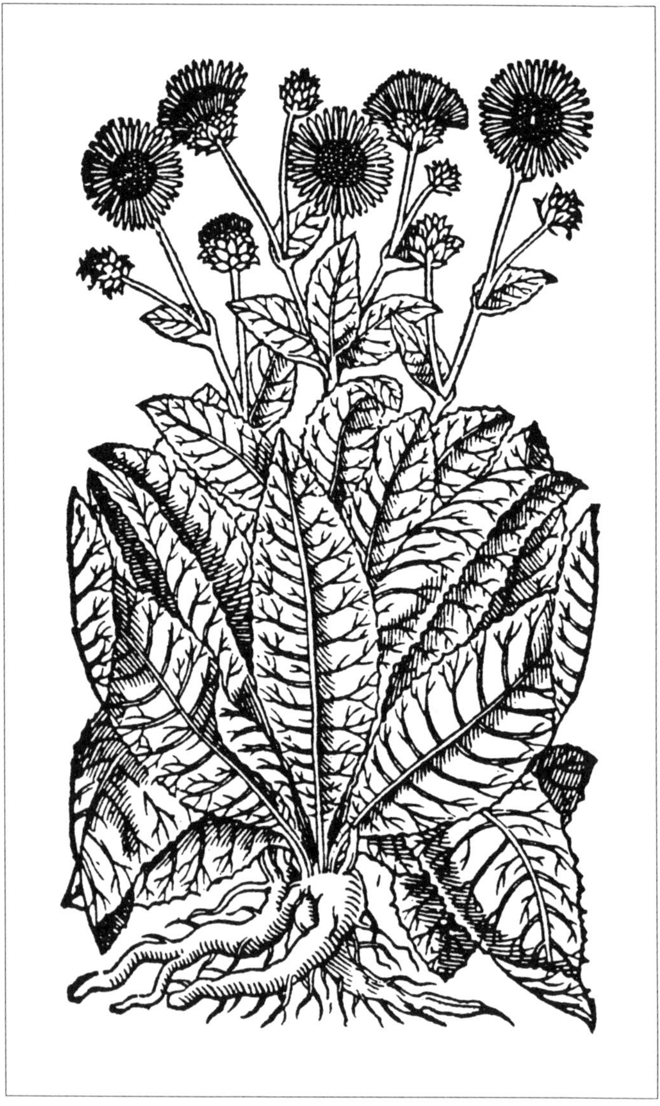

Alant. Wirksame Hilfe bei Asthma, Lungenschmerzen, Kopfschmerzen, Augentrübung.

Andorn

Der Andorn zählt zur Familie der Lippenblütler. Er ist ein etwa kniehohes, weiß blühendes Kraut mit bitterem Geschmack. Die Blätter sind filzig behaart, der Stängel oft holzig und sehr biegsam.

Helfer bei:

Dumpfem Gehör, einfachem Husten, Eingeweidebrüchen.

Hildegard:

„Der Andorn ist warm, hat genug Saft und hilft gegen verschiedene Krankheiten. Wer taube Ohren hat, der koche Andorn in Wasser und nehme ihn aus dem Wasser und lasse seinen warmen Dunst in seine Ohren dringen. Er lege ihn so warm um die Ohren und den ganzen Kopf, und er wird ein besseres Gehör erlangen. Und wer in der Kehle krank ist, der koche Andorn in Wasser, und er seihe das gekochte Wasser durch ein Tuch – er füge zweimal so viel Wein bei, und er lasse es nochmals in einer Schüssel aufkochen unter Beigabe von genügend Fett. So trinke er es oft, und er wird in der Kehle geheilt werden ... und wer kranke und gebrochene Eingeweide hat, der koche Andorn in Wein unter Beigabe von genügend Honig. Und dieses Gekochte schütte er in einen Topf und trinke es oft abgekühlt, und die Eingeweide werden geheilt."

Anwendungen heute:

Bei dumpfem Gehör wird das Frischkraut in Wasser gekocht und, etwas ausgepresst, mit einem Leinentuch zweimal täglich als Ohrenumschlag aufgelegt. Vor allem bei Bronchitis und einfachem Husten ist Andorn ein guter Helfer. Dabei empfiehlt sich ein Elixier aus Frischkraut, das in Wein gekocht dreimal täglich, jeweils ein

Likörglas voll, kühl getrunken wird. Das getrocknete Kraut – Bruchkraut – mit Wein und Honig aufgekocht, wird wieder dreimal täglich bei Brüchen der Eingeweide kühl getrunken.

Bachbunge

Die Bachbunge, auch Ehrenpreis genannt, gehört zur Familie der Braunwurzgewächse. Die Blätter sind kurz gestielt, an der Spitze gerundet. Der Stängel ist knotig, die Blüten sind blau.

Helfer bei:

Hämorrhoiden, Gicht, Verstopfung.

Hildegard:

„Die Bachbunge ist von warmer Natur. Wer daraus ein Mus kocht unter Beigabe von Fett oder Öl und sie so isst, der erleichtert seinen Bauch durch Abführen wie mit einem Trank. Und auch gegessen unterdrückt die Bachbunge die Gicht."

Anwendungen heute:

Das Frischkraut der Bachbunge bereitet man am besten wie Spinat, leicht in Butter gedünstet und individuell gewürzt. Eine Tasse pro Tag heiß gegessen, ist in der Regel völlig ausreichend. Auch als Beilage zu anderen Speisen geeignet. Dreimal täglich 20 Tropfen der Tinktur können auch im Essen mitgekocht werden.

Basilikum

Basilikum gehört zur Familie der Lippenblütler. Es ist ein stark aromatisch duftendes Kraut von etwa 20 Zentimeter Höhe. Basilikum dient als Heilmittel und als Gewürz.

Die jungen, kleinen grünen Blätter eignen sich besonders gut als Gewürz.
Helfer bei:
Drei- und Viertagefieber, Zungenlähmung.
Hildegard:
„Basilikum ist kalt. Aber ein Mensch, der an seiner Zunge die Lähmung hat, sodass er nicht sprechen kann, der lege Basilikum unter seine Zunge, und er wird die Sprache wieder erlangen. Aber auch wer starkes Fieber hat, entweder drei Tage – oder vier Tage Fieber –, der koche Basilikum in Wein und gebe Honig bei, und er seihe das, und er trinke das oft nüchtern und nach dem Essen des Abends, und das Fieber in ihm wird weichen."
Anwendungen heute:
Als Honigwein hat Basilikum fiebersenkende Wirkung. Das Frischkraut wird in Weißwein aufgekocht, mit Honig angereichert, abgeschäumt und heiß in Flaschen aufgefüllt. Dreimal täglich vor dem Essen je ein Likörglas voll und einmal vor dem Schlafengehen trinken. Das Basilikum dient auch als Gewürz zu Fleisch- und Wurstwaren, als Grünkraut zu Salaten, als Tinktur für Umschläge und Pinselungen.

Beifuß

Der Beifuß ist dem Wermut in Aussehen, Inhaltstoffen und Wirkung ähnlich. Er gehört ebenfalls zur Familie der Korbblütler. Die buschige Pflanze besitzt einen rötlichen Stil und Blätter, die auf der Unterseite filzig grau sind.
Helfer bei:
Offenen Beinen (Ekzeme), Völlegefühl.

Hildegard:
„Der Beifuß ist sehr warm, und sein Saft ist sehr nützlich, und wenn er gekocht in Mus gegessen wird, heilt er kranke Eingeweide und erwärmt den kranken Magen. Aber wenn jemand isst und trinkt und davon Schmerzen leidet, dann koche er mit Fleisch oder mit Fett oder in Mus oder in einer anderen Würze und Gemisch den Beifuß und esse ihn, und diese Fäulnis, die der Kranke sich durch frühere Speisen und Getränke zugezogen hat, nimmt er weg und vertreibt sie. Aber wenn ein Tropfen und üble Säfte bei beritzter Haut, ohne giftiges Geschwür, an einer Stelle des menschlichen Körpers herausfließen, dann nehme jener Mensch Beifuß und drücke ihn aus, und er gebe diesem Saft Honig bei, sodass der Saft des Beifuß mehr ist als der Honig, und so salbe er die Stelle, wo es schmerzt. Sogleich streiche er auch das Klare von Eiweiß darüber und binde ein Tuch darauf, und das tue er so lange, bis er geheilt wird."
Anwendungen heute:
Bei Ekzemen und Beingeschwüren wird der Beifuß auch heute noch als Heilmittel angewendet. Dabei wird das Frischkraut zu Saft gepresst, mit Honig und Eiweiß gemischt und mit einem Leinentuch auf die entsprechenden Stellen aufgelegt. Das getrocknete Kraut wirkt darüber hinaus verdauungsfördernd und baut Völlegefühl ab.

Bertram
Der Bertram – besser bekannt unter der Bezeichnung „Estragon" – gehört zur Familie der Korbblütler. Die Stängel

schließen mit Rispen aus gelben, kugelförmigen Blüten ab.

Helfer bei:

Brustfellentzündung, Erschöpfungszuständen.

Hildegard:

„Der Bertram ist von gemäßigter und etwas trockner Wärme. Diese rechte Mischung ist rein und erhält gute Frische. Für einen gesunden Menschen ist er gut zu essen, weil er die Fäulnis in ihm mildert und das gute Blut in ihm vermehrt und einen klaren Verstand im Menschen bereitet. Aber auch den Kranken bringt er wieder zu Kräften, und im Menschen schickt er nichts unverdaut heraus, sondern bereitet ihm eine gute Verdauung ... Aber auch häufig genossen vertreibt er die Brustfellentzündung im Menschen. Auf welche Weise er immer gegessen wird, trocken oder in einer Speise, ist er nützlich und gut, sowohl für den kranken als auch für den gesunden Menschen."

Anwendungen heute:

Als Stärkungsmittel dienen vor allem die Bertramwurzeln, die – in Weißwein und Honig gekocht – morgens und abends als Elixier kalt getrunken werden. Bei einer Brustfellentzündung soll Bertram nur nach Konsultation des Arztes eingenommen werden.

Betonicakraut

Das Betonicakraut gehört zur Familie der Lippenblütler und hat einen viereckigen, rauen Stängel. Die Blätter sind länglich, weich und schwarzgrün. Typisch ist ein lieblicher Geruch.

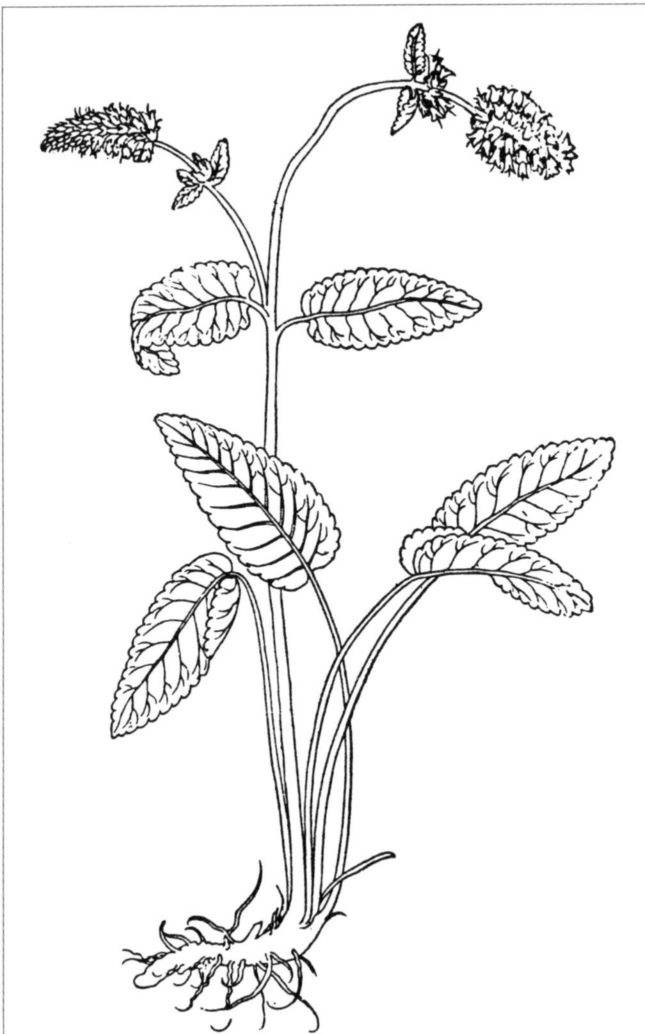

Betonicakraut. Im Mittelalter war dieses Kraut eines der bekanntesten Allheilmittel. Heute findet es vorrangig in Schlafkissen Anwendung bei Schlaflosigkeit und Albträumen.

Helfer bei:
Schlaflosigkeit, Albträumen, zu starkem Monatsfluss.
Hildegard:
„Und wer von falschen Träumen geplagt zu werden pflegt, der trage Betonicakraut bei sich, wenn er abends schlafen geht und wenn er schläft, und er wird weniger falsche Träume sehen und spüren. Eine Frau, die zur Unzeit an zu starkem Monatsfluss leidet, unregelmäßig, lege Betonicakraut in Wein, damit er davon den Geschmack annimmt, und sie trinke von diesem Kraut oft, und sie wird geheilt werden …"
Anwendungen heute:
Das Betonicakraut war im Mittelalter eines der bekanntesten und beliebtesten Allheilmittel. Heute findet es seine Anwendung in erster Linie als Schlafkissen bei Schlaflosigkeit und Albträumen. Dabei wird das Kraut getrocknet, geschnitten und in ein kleines Leinensäckchen eingenäht. Nachts auf die Brust legen!

Bohnenkraut
Das Bohnenkraut gehört zur Familie der Lippenblüter und wächst als niedriger Strauch mit grau-rötlichen Zweigen und Blättern auf kurzen Stilen. Die Blüten sind leicht violett.
Helfer bei:
Magenerkrankung (saures Aufstoßen), Herzschwäche, Gicht.
Hildegard:
„Das Bohnenkraut ist mehr warm als kalt. Aber ein Mensch, der von Gicht geplagt wird, sodass seine Glieder

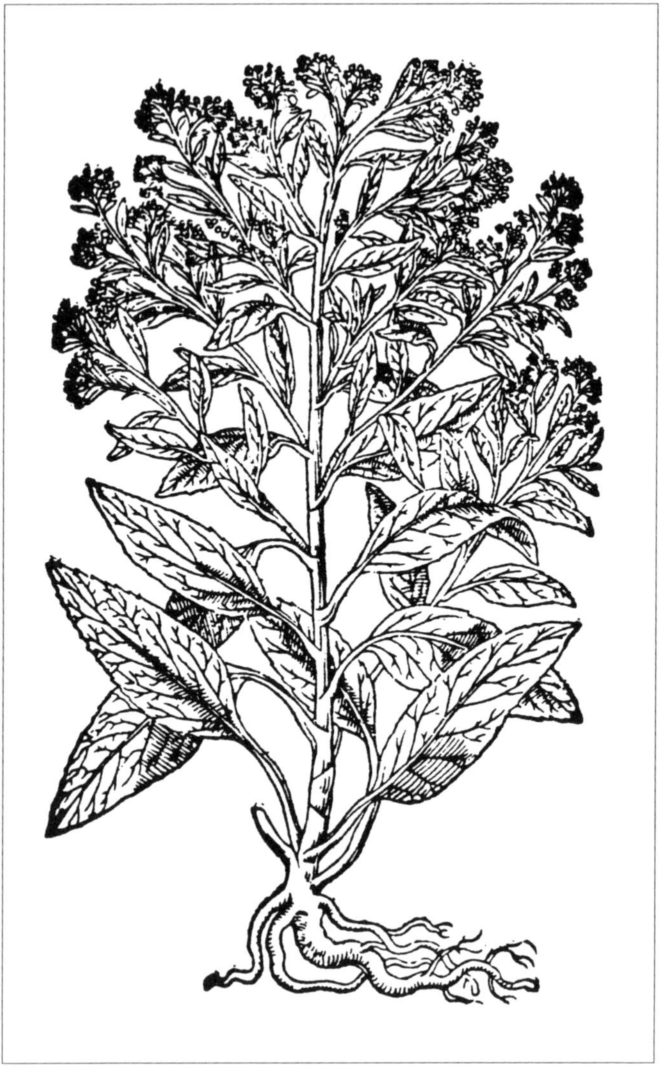

Bohnenkraut. Hildegard sieht in dieser Pflanze ein wirkungsvolles Heilmittel gegen Gicht und im verwandten Pfefferkraut einen guten Helfer gegen schwaches Herz und kranken Magen.

ständig bewegt werden, der pulverisiere Bohnenkraut, und diesem Pulver gebe er weniger Kümmelpulver bei als Salbeipulver, und so mische er diese Pulver gleichzeitig in Honigwürze, und er trinke dies oft nach dem Essen, und es wird ihm besser gehen.

Das Pfefferkraut ist warm und feucht, und diese Feuchtigkeit hat eine richtige Mischung in sich, und das (Pfefferkraut) ist für Gesunde und Kranke gut und nützlich zu essen. Und das, was sauer, das heißt bitter in ihm ist, greift den Menschen innerlich nicht an, sondern heilt ihn. Und ein Mensch, der ein schwaches Herz und einen kranken Magen hat, esse es roh, und es stärkt ihn. Aber auch wer einen traurigen Sinn hat, den macht es froh, wenn er es isst. Und auch gegessen heilt es die Augen des Menschen und macht sie klar."

Anwendungen heute:

Während Hildegard dem Bohnenkraut vor allem die Heilung der Gicht zuordnete, sieht sie im verwandten Pfefferkraut vor allem ein Heilmittel gegen schwaches Herz und kranken Magen. Dabei wird das getrocknete Kraut als Gewürz mit dem Essen mitgekocht und beugt so saurem Aufstoßen vor. Bei Herzschwäche und krankem Magen wird das Frischkraut roh fein gehackt, und man nimmt davon etwa zwei bis drei Esslöffel pro Tag.

Brennnessel

Die Brennnessel zählt zur Familie der Nesselgewächse und kommt in zwei Arten vor, der Kleinen Brennnessel und der Großen Brennnessel, wobei die Große Brennnessel oft einen Meter und größer wird.

Helfer bei:
Stoffwechselstörungen, Vergesslichkeit (Gedächtnisschwund).
Hildegard:
„Die Brennnessel ist in ihrer Art sehr warm. In keiner Weise nützt es, dass sie roh gegessen wird, wegen ihrer Rauheit. Aber wenn sie frisch aus der Erde sprießt, ist sie gekocht nützlich für die Speisen des Menschen, weil sie den Magen reinigt und den Schleim aus ihm wegnimmt. Und dies macht jede Art der Brennnessel. Wenn von schädlichen und üblen Säften, die im Menschen giftig sind, Würmer in irgendeinem Menschen wachsen, dann nehme jener (Kranke) Saft der brennenden Nessel und Wollblumensaft in gleichem Gewicht, Blätter des Nussbaums oder Rinde dieses Baumes so viel wie die obigen zwei und etwas Essig, und er füge viel Honig hinzu, und er lasse es in einem neuen Topf sieden, und er nehme oben den Schaum weg, und nachdem es aufgewallt ist, nehme er es vom Feuer, und während 15 Tagen trinke er das mäßig nüchtern, aber nach dem Essen hinreichend, und die Würmer in ihm werden sterben. Und ein Mensch, der gegen seinen Willen vergesslich ist, zerstoße die brennende Nessel zu Saft und füge etwas Olivenöl hinzu, und wenn er schlafen geht, salbe er damit seine Brust und die Schläfen, und dies tue er oft, und die Vergesslichkeit in ihm wird vermindert werden ..."
Anwendungen heute:
Bei Stoffwechselstörungen eignet sich vor allem ein Teeaufguss. Dabei wird eine Mischung aus Brennnessel, Wollblutsaft, Nussbaumblättern und Weinessig aufgekocht,

gut abgeschäumt und durchgeseiht. Von diesem heißen Tee, der täglich neu aufbereitet werden sollte, trinkt man 14 Tage und zweimal täglich eine Tasse (diese Teemischung ist auch in der Apotheke erhältlich) – bei Vergesslichkeit wird das Frischkraut der Brennnessel mit Olivenöl aufbereitet. Vor dem Schlafengehen werden damit Brustbein und Schläfen eingerieben.

Dinkel

Der Dinkel ist die Urform aller Getreidearten. Er unterscheidet sich vom üblichen Weizen dadurch, dass die Spelzen mit dem Korn fest verbunden sind.

Helfer bei:

Störungen des Magen-Darm-Traktes, Knochenleiden.

Hildegard:

„Der Dinkel ist das beste Getreide, und er ist warm und fett und kräftig, und er ist milder als andere Getreidearten, und er bereitet dem, der ihn isst, rechtes Fleisch und rechtes Blut, und er macht frohen Sinn und Freude im Gemüt des Menschen. Und wie auch immer (die Menschen) ihn essen, sei es im Brot, sei es in anderen Speisen, er ist gut und mild. Und wenn einer so krank ist, dass er vor Krankheit nicht essen kann, dann nimm die ganzen Körner des Dinkels und koche sie in Wasser unter Beigabe von Fett oder Eidotter, sodass man ihn wegen des besseren Geschmacks gern essen kann."

Anwendungen heute:

Dinkelgetreide, die Urform des Weizens, war jahrhundertelang ein verbreitetes Volksnahrungsmittel. Obwohl dieses Urkorn heute nur noch begrenzt angebaut wird,

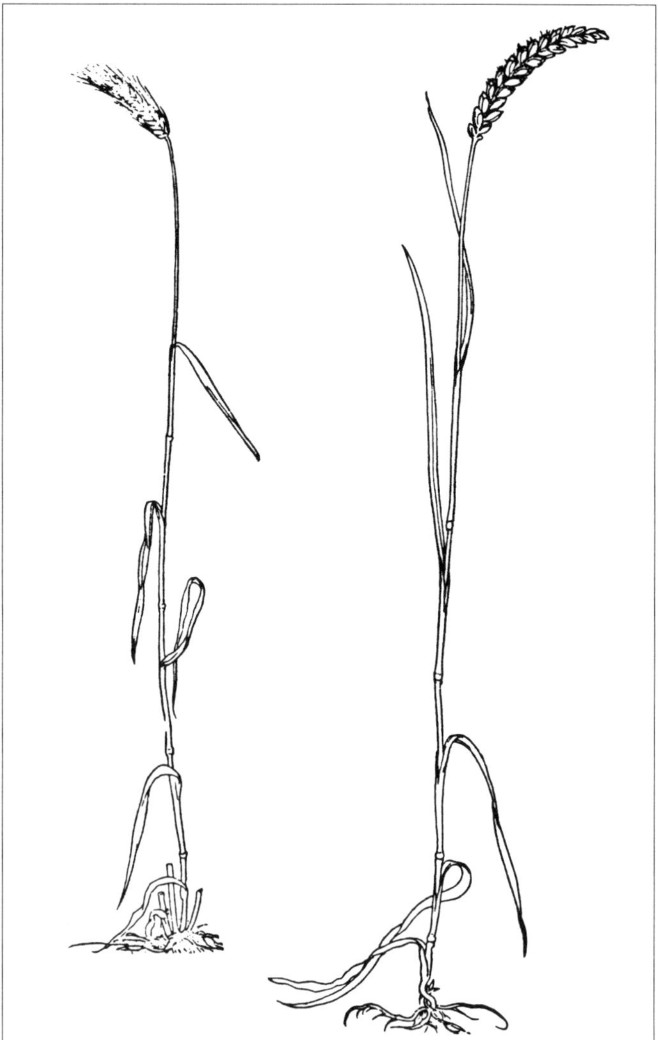

Dinkel. Hildegard: „Der Dinkel ist das beste Getreide ... Er bereitet dem, der ihn isst, rechtes Fleisch und rechtes Blut, und er macht frohen Sinn und Freude im Gemüt des Menschen."

enthält der Dinkel nach wie vor alle Bestandteile, die zu Aufbau und Erhaltung eines gesunden Organismus erforderlich sind. Die Naturmedizin verwendet ihn heute praktisch in allen Darreichungsformen, vom Schrot bis hin zum fertigen Brot. Zur Suppe gekocht, leistet geröstetes Dinkelmehl zum Beispiel gute Dienste bei Durchfall (zwei bis drei Tassen pro Tag). – Bei Knochenleiden werden Dinkelkörner wie Reis gekocht und beliebig gewürzt (morgens und abends je eine Tasse). In dieser Form ist Dinkel auch ein bewährtes Mittel gegen Verstopfung.

Dost / Wilder Majoran

Der Dost oder Wilde Majoran gehört zur Familie der Lippenblütler. Er gedeiht vor allem auf sonnigen, trockenen Böden. Jeder Zweig schließt mit einer fächerartigen Rispe violetter Blüten ab.

Helfer bei:

Schuppenflechte und hormonell bedingten Hautreizungen.

Hildegard:

„Und wer die rote Lepra hat (gemeint sind Hautkrankheiten wie die Schuppenflechte), ob sie nun frisch ist oder schon lange besteht, der nehme den Saft von Dost und etwas weniger Andornsaft. Und er füge auch Bilsenkrautöl hinzu, davon mehr als die vorigen zwei, und so auch etwas Wein, und dies mische er gleichzeitig, und im Schwitzbad, wenn er gerade hinausgehen will, soll er sich mit dieser Würze aus den Flüssigkeiten salben. Und nachdem er aus dem Bad hinausgegangen ist, bringt es ihn sehr zum Schwitzen, und daher soll er alsbald mit Bocks-

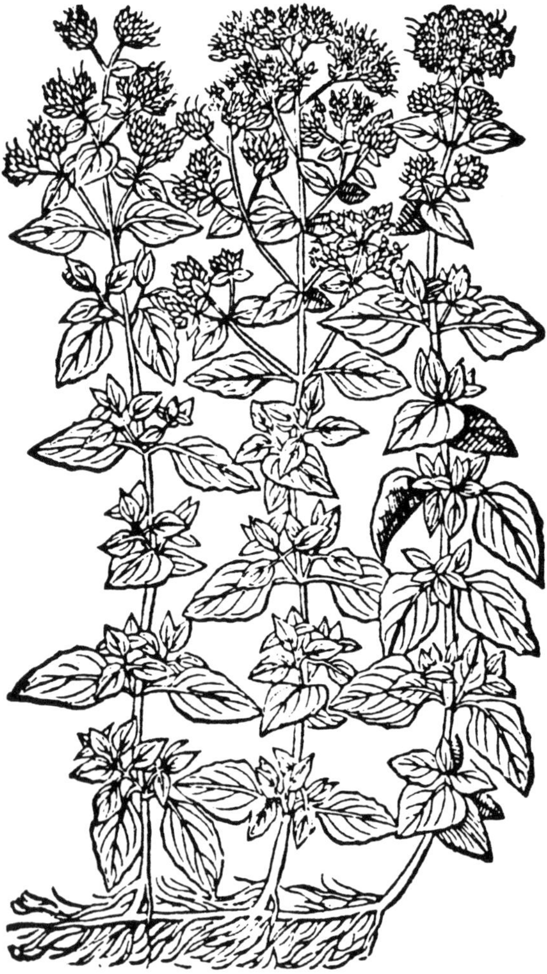

Dost. Wirksamer Helfer bei Schuppenflechte und hormonell bedingten Hautreizungen.

talg, der in einer Schüssel am Feuer zerlassen wurde, oft darüber salben und sich ins Bett legen, bis er trocken geworden ist. Und nachdem er getrocknet ist, nehme er ebenfalls Dost und zerstoße ihn. Er füge Weizenkleie hinzu und mische diese in einer warmen Schüssel. Nach dem Trocknen der Salbung lege er es warm auf die Geschwüre der Lepra (Haut), und darüber binde er einen Verband, und so halte er ihn (bis) nach einer Stunde, während dieser von ihm warm wird."

Anwendungen heute:

Die Naturheilkunde empfiehlt heute den Dost vorwiegend zur äußerlichen Anwendung, in Form von Bädern, Einreibungen und Packungen gegen Hauterkrankungen. Der frische Saft von Dost, Andorn und Bilsenkraut, gemischt mit Wein, zum Einreiben nach einem heißen Bad, ist rezeptpflichtig. Dieser Saft kann nur über die Apotheke bezogen werden, und die Einreibung sollte ausschließlich durch einen Arzt erfolgen.

Eibisch

Der Eibisch zählt zur Familie der Malvengewächse und wird etwa hüfthoch. Die Blüten sind weiß-violett, die ganze Pflanze ist samtartig behaart, die Wurzeln werden bis zu 50 Zentimeter lang.

Helfer bei:

Fieber und Reizhusten.

Hildegard:

„Der Eibisch ist warm und trocken und gut gegen Fieber. Ein Mensch, der Fieber hat, zerstoße Eibisch in Essig, und er trinke das morgens nüchtern und abends, und das Fieber, welcher Natur es auch sei, wird weichen. Aber auch wer Kopfweh hat, nehme Eibisch und füge etwas weniger Salbei bei. Dies zerstoße er gleichzeitig, und dem mische er etwas Baumöl hinzu. Dann wärme er es neben dem Feuer in seiner Hand, und so lege er es nur auf seine Stirn und binde ein Tuch herum, und so schlafe er ein, und es wird ihm besser gehen."

Anwendungen heute:

Vermengt man das Frischkraut des Eibisch mit Salbei und Essig zu einem Pflanzenbrei, erhält man nicht nur eine ausgezeichnete Salatwürze, sondern auch ein Mittel, das Husten löst und das Fieber senkt. Als Pflanzenbrei mit Olivenöl angereichert und in einem Leinensäckchen auf die Stirn gelegt, ist diese Mischung auch ein vorzügliches Kopfschmerzmittel.

Fenchel

Helfer bei:

Bindehautentzündung, Melancholie, Mundgeruch, Magen- und Darmkoliken.

Hildegard:

„Wie auch immer der Fenchel gegessen wird, macht er den Menschen fröhlich und vermittelt ihm angenehme Wärme und guten Schweiß, und er verursacht gute Verdauung. Auch sein Same ist von warmer Natur und nützlich für die Gesundheit des Menschen, wenn er anderen Kräutern beigegeben wird in Heilmitteln. Denn wer Fenchel oder seinen Samen täglich nüchtern isst, der vermindert den üblen Schleim oder die Fäulnisse in ihm, und er unterdrückt den üblen Geruch seines Atems. Er bringt seine Augen zu klarem Sehen, von guter Wärme und von guten Kräften. Wenn aber jemand graue Augen hat und mit ihnen auf irgendeine Weise neblig sieht, und es schmerzt, und wenn jener Schmerz noch neu ist, dann zerreibe er Fenchel oder seinen Samen, und so nehme er seinen Saft und den Tau, den er auf dem rechten Gras findet, und etwas Feinmehl. Dies mische er zu einem Törtchen, und nachts lege er es um seine Augen und binde ein Tuch (darüber), und es wird ihm besser gehen."

Anwendungen heute:

Der Fenchel war zu allen Zeiten als Kulturpflanze geschätzt. Entsprechend breit ist auch das Spektrum der ihm zugesprochenen Eigenschaften. Speziell bei Bindehautentzündung wirkt er heilend, wenn man den frischen Saft des Fenchels mit einem kleinen Wattebausch auf die Augenlider legt. Ebenso lässt sich mit diesem Frischsaft die Bauchgegend einreiben, so manchem Kranken hat er durch seine belebende Wirkung auch die Niedergeschlagenheit (Melancholie/Depression) vertrieben. Kaut man die Körner des frischen Fenchels, vertreibt er Mundgeruch und gilt gleichzeitig als Vorbeugung gegen Grippe. Tee aus der Frucht des Fenchels gekocht und zwei bis drei Tassen täglich getrunken, lindert Magen- und Darmbeschwerden.

Fünffingerkraut

Das Fünffingerkraut ist durch die Fünfteilung seiner gezackten Blätter und die am Stängelende stehenden, glockenartigen Blüten am besten zu erkennen.

Helfer bei:

Schleimhautentzündung, Durchfall.

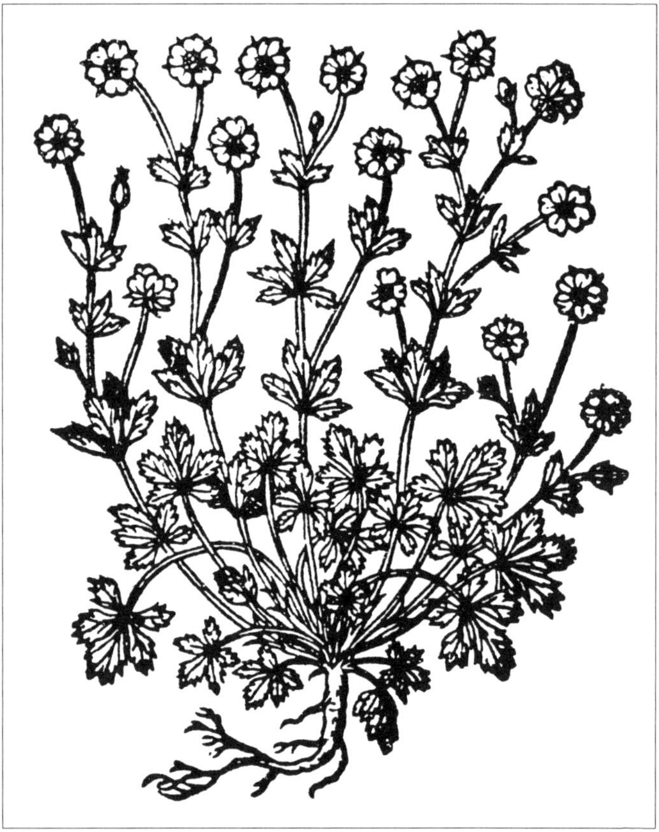

Fünffingerkraut. Am wirksamsten zeigt sich Fünffingerkraut gegen Magenschleimhautentzündung und Durchfall, wenn es – frisch oder getrocknet – als Tee zubereitet wird.

Hildegard:

„Das Fünffingerkraut ist sehr warm, und sein Saft hat mäßige Feuchtigkeit. Es ist gut gegen Fieber. Nimm daher Fünffingerkraut und zerstoße es stark. Dem mische Semmelmehl mit Wasser bei, wie wenn du ein Törtchen machen wolltest, und dann mache mit etwas Baumöl, oder wenn du das nicht hast, mit etwas Mohnöl, einen Teig, netze ihn, damit er weich wird, und dann bestreiche damit ein Tuch aus Hanf. Nachdem du jenes Tuch erwärmt hast, umbinde damit den ganzen Bauch des Menschen, der starkes Fieber hat. Und wenn ein halber Tag oder eine halbe Nacht verstrichen sind, nimm das Tuch weg und wärme es abermals am Feuer und lege es auf den Bauch jenes (Kranken). Dies tue oft, und das Fieber wird weichen und ihm Erleichterung im Darm schaffen."

Anwendungen heute:

Am wirksamsten ist Fünffingerkraut, wenn es – frisch oder getrocknet – als Tee zubereitet wird, wobei $^1/_2$ Teelöffel auf $^1/_4$ Liter Wasser kommt. Gut durchgekocht sollte man jeweils zwei Tassen täglich trinken – bei Durchfall ohne Zucker.

Gundelrebe

Die Gundelrebe gehört zur Familie der Lippenblütler. Sie ist an den Stängelsprossen erkennbar, die mit nierenförmigen Blätter besetzt sind. Die Blüten sind violett.

Helfer bei:

Wundheilung, Brustschmerzen, Müdigkeit, Erschöpfung.

Hildegard:

„Die Gundelrebe ist mehr warm als kalt. Sie ist trocken und hat gewisse Kräfte der Farbstoffe, weil ihr Grün nützlich ist, sodass ein Mensch, der matt ist und dem die Vernunft entschwindet, mit erwärmtem Wasser baden und die Gundelrebe in Mus oder in Suppen kochen soll. Er esse sie entweder mit Fleisch oder mit ‚Kucheln', und

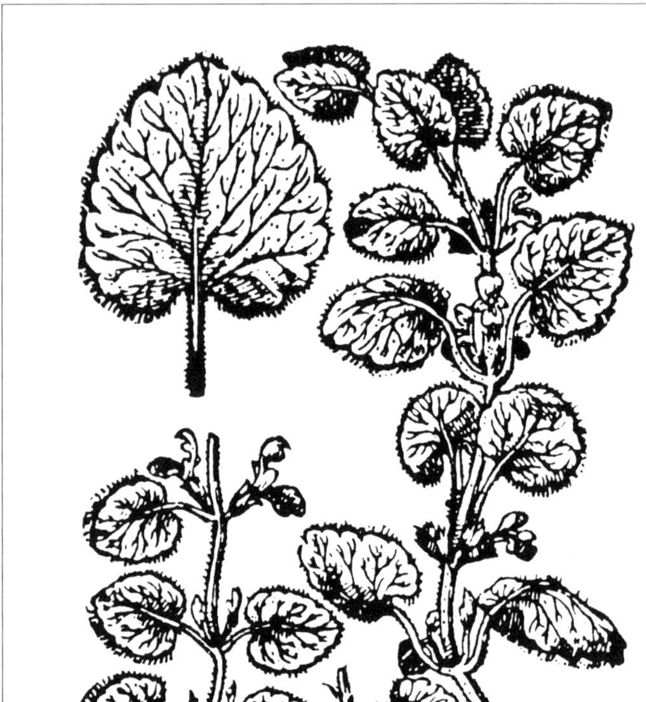

Gundelrebe. Die Pflanze dient als wirkungsvoller Helfer zur Wundheilung sowie gegen Brustschmerzen, Müdigkeit und Erschöpfung.

sie wird ihm helfen. Und wer in der Brust und um die Brust Schmerzen hat, wie wenn er innerlich Geschwüre hätte, der lege die im Bad gekochte und warme Gundelrebe um seine Brust, und es wird ihm besser gehen."

Anwendungen heute:

In der Kloster- und Volksmedizin wird die Gundelrebe schon lange vor allem zur Behandlung schlecht heilender Wunden verwendet. Zu diesem Zweck wird das frische Kraut gekocht, leicht ausgepresst und mit einem Leinensäckchen auf die Wunde aufgelegt. Bei Müdigkeit und Erschöpfung empfiehlt sich das Kraut in erster Linie als Suppe (zwei bis drei Tassen täglich), wobei das frische Kraut in Butter angedünstet und mit etwas Mehl bestäubt wird.

Hirschzunge

Die Hirschzunge ist gut an ihrem lang gestielten Wedel zu erkennen, der bis zu 60 Zentimeter lang wird.

Helfer bei:

Husten, Leberleiden, Milzschwäche, Gehirnerschütterung.

Hildegard:

„Die Hirschzunge ist warm und hilft der Leber und der Lunge und den schmerzenden Eingeweiden. Nimm daher Hirschzunge und koche sie stark in Wein. Dann füge reinen Honig bei und lasse sie so wiederum einmal aufkochen. Dann pulverisiere langen Pfeffer und zweimal so viel Zimt. Lass es so mit dem vorgenannten Wein wiederum einmal aufkochen und seihe es durch ein Tuch. Mach so einen Klartrank und trinke ihn oft nach dem Essen und nüchtern, und es nützt der Leber, reinigt die Lunge, heilt die schmerzenden Eingeweide und nimmt die innere Fäulnis und den Schleim weg. Und dörre sacht wiederum Hirschzunge in der heißen Sonne oder auf einem warmen Ziegelstein. Pulverisiere sie so, lecke dieses Pulver nüchtern und nach dem Essen oft aus deiner Hand, und es nimmt den Schmerz im Kopf und in der Brust und dämpft andere Schmerzen, die in diesem Körper sind. Aber auch ein Mensch, der wegen irgendeines Schmerzes heftig und plötzlich schwach wird, trinke sogleich von diesem Pulver in warmem Wein, und es wird ihm besser gehen."

Anwendungen heute:

Während die Hirschzunge in der Kloster- und Volksmedizin vor allem als Mittel gegen Lungentuberkulose lange Zeit geschätzt wurde, sieht der Naturheilkundler heute ihre Bedeutung vor allem im Bereich von Schädeltraumata, Gehirnerschütterung, Unfallschock, Kopfschmerzen und zur Nachbehandlung von Operationen. Dabei wird Hirschzungenpulver (aus der Apotheke) in warmen Wein gegeben (ein bis zwei Messerspitzen). Bei Husten, Leberbeschwerden und Milzschwäche verwendet man vorzugsweise das Frischkraut. Es wird in Wein gekocht und unter Zusatz von weißem Pfeffer, Honig und Zimt abgeschäumt und abgeseiht und in Flaschen gefüllt. Empfehlung: zwei- bis dreimal täglich ein Likörglas voll nach dem Essen trinken.

Ingwer

Vom Ingwer wird vor allem die Knolle verwendet. Aus seinem knolligen Wurzelstock wachsen kurze, gepresste Glieder. Daraus treiben bis hüfthohe Krautstängel.

Helfer bei:
Hautflechten, Verstopfung, Koliken, geschwürigen und trüben Augen.
Hildegard:
„Wer geschwürige und trübe Augen hat, der pulverisiere Ingwer und binde dieses Pulver in ein Tuch und lege es in Wein, damit der Wein davon dunkel, das heißt ‚zanger' wird, und nachts, wenn er schlafen geht, streiche er um die Augenlider und Augen von diesem Wein. Aber auch wer unter Verstopfung im Magen und im Bauch leidet, der pulverisiere Ingwer und mische dieses Pulver mit ein wenig Saft von Ochsenzunge. Und aus diesem Pulver und Bohnenmehl mache er Törtchen, und er backe sie in einem Ofen, dessen Feuerhitze etwas nachgelassen hat. Und so esse er diese Törtchen oft nach dem Essen und nüchtern, und es mindert den Unrat des Magens und stärkt den Menschen ...

Wen eine Kolik plagt, der nehme ein wenig Ingwer, viel Zimt und pulverisiere das. Dann nehme er weniger Salbei als Ingwer und mehr Fenchel als Salbei und mehr Rainfarn als Salbei. Und dies zerstoße er in einem Mörser zu Saft und seihe es durch ein Tuch. Dann koche er Honig mäßig in Wein und füge dem ein wenig weißen Pfeffer bei, oder wenn er den nicht hat, ein wenig Pfefferkraut. Und das vorgenannte Pulver und den vorgenannten Saft schütte er hinein. Dann nehme er Wasserlinsen und zweimal so viel Tormentill und Senf, der auf dem Feld wächst, so viel wie Tormentill, aber weniger als Wasserlinsen, und dies zerstoße er in einem Mörser zu Saft und bringe es in ein Säckchen. Dann gieße er den vorgenannten gesüßten und gepulverten Wein darüber. Daraus mache er einen klaren Trank. Wer unter dem vorgenannten Schmerz leidet, trinke von diesem Trank nüchtern, so viel er mit einem Schluck trinken kann, und gleicherweise abends, wenn er sich ins Bett legt. Dies tue er, bis er geheilt ist."

Anwendungen heute:

Anhänger der Hildegard-Medizin nutzen die Pflanze heute speziell bei Augenleiden. Dabei wird die Wurzel in Wein eingelegt. Man lässt sie einige Stunden ziehen und reibt mit dem Extrakt vor dem Schlafengehen die Lider ein. Ingwerpulver (aus der Apotheke) wird häufig zum Bestäuben von Flechten und anderen Hautausschlägen angewendet (zwei- bis dreimal täglich). Eine Mischung von Ingwer mit Wasserlinsen-Extrakt (aus der Apotheke) ist zudem ein gutes Mittel gegen Koliken und Verstopfung.

Knoblauch

Knoblauch gehört zur Familie der Liliengewächse und ähnelt der Gartenzwiebel. Er fällt besonders durch seinen charakteristischen Geruch auf. Die Teilzwiebeln sind von einer trockenen, hellgrauen Hülle umgeben.

Helfer bei:

Bronchitis, Magen- und Darm- sowie Augenleiden.

Hildegard:

„Für Gesunde und Kranke ist Knoblauch heilsamer zu essen als der Lauch. Und er muss roh gegessen werden, denn wer ihn kochen würde, machte daraus sozusagen verdorbenen Wein. Knoblauch schadet auch nicht den Augen. Wegen seiner Wärme wird das Blut um die Augen des Menschen sehr erregt, aber nachher werden sie rein. Aber er soll mäßig gegessen werden, damit das Blut im Menschen nicht übermäßig erwärmt werde. Wenn aber der Knoblauch alt ist, dann vergeht sein gesunder und guter Saft, aber wenn er dann durch andere Speisen gemäßigt wird, erlangt er seine Kräfte wieder."

Anwendungen heute:

Die Hildegard-Medizin kennt den Knoblauch heute – gekocht oder roh – jeweils als entsprechende Speisewürze (ebenso Waldlauch und Lauch).

Königskerze / Wollblume

Die Königskerze oder Wollblume gehört zur Familie der Rachenblütler. Besondere Kennzeichen sind der hohe Stängel mit länglichen Blättern sowie auffallend große und gelbe Blüten.

Helfer bei:

Herzschwäche, Heiserkeit.

Hildegard:

„Die Königskerze ist warm und trocken und etwas kalt, und wer ein schwaches und trauriges Herz hat, der koche Königskerze mit Fleisch oder mit Fischen oder mit ‚Kuchen' ohne andere Kräuter, und er esse das oft, und es stärkt sein Herz und macht es fröhlich. Aber auch wer in der Stimme und in der Kehle heiser ist und wer in der Brust Schmerzen hat, der koche Königskerze und Fenchel in gleichem Gewicht mit gutem Wein, und er seihe das durch ein Tuch und trinke es oft. Durch diesen Trank wird er die Stimme wiedererlangen, und seine Brust wird geheilt."

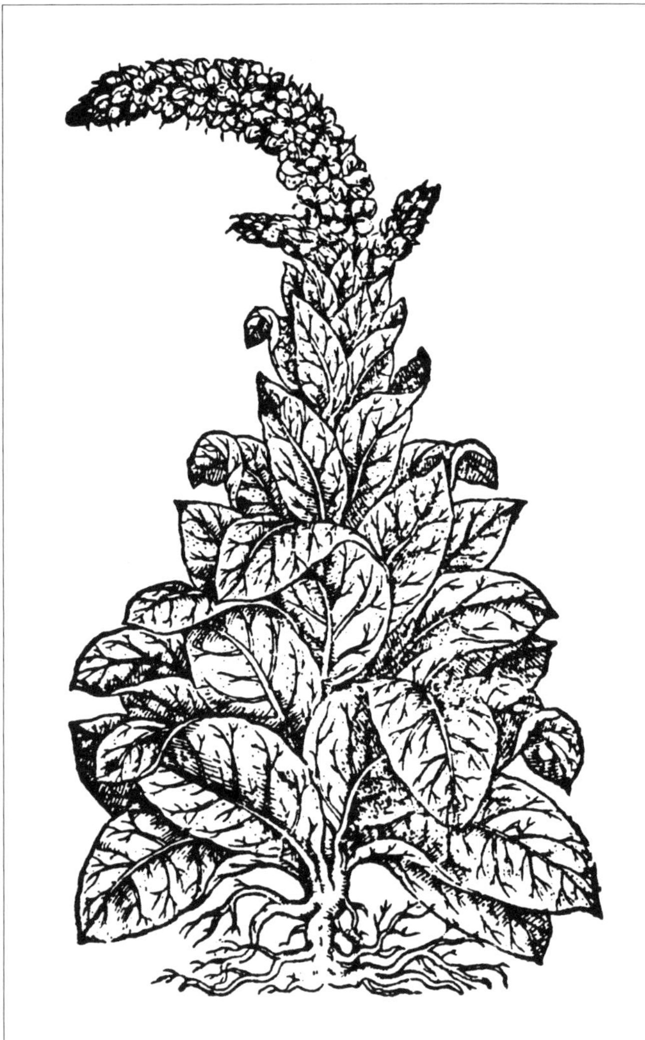

Königskerze oder Wollblume. Die getrockneten Blätter der Pflanze dienen heute in der Hildegard-Medizin vor allem in Teemischungen als schleimlösendes Mittel bei Heiserkeit.

Anwendungen heute:
Die getrockneten Kronblätter der Königskerze dienen heute vor allem in Teemischungen als schleimlösendes Mittel bei Heiserkeit. Die Hildegard-Medizin kennt jedoch einen speziellen Trank. Dabei werden die Blätter und Blüten der Königskerze zu gleichen Teilen mit Fenchel in Weißwein aufgekocht, mit einem Esslöffel Honig angereichert, abgeschäumt, dann abgeseiht und heiß getrunken. Gegen Herzschwäche führen manche Apotheken die Königskerze auch als „herzerfreuendes" Pulver.

Kümmel
Der Kümmel ist ein Doldengewächs und kann kniehoch werden. Die meist weiß blühende Pflanze erkennt man auch am typischen Duft der frisch zerriebenen Früchte.
Helfer bei:
Blähungen, Magen-Darm-Beschwerden, Übelkeit.
Hildegard:
„Wer gekochten oder gebratenen Käse essen will, streue Kümmel darauf, damit er nicht davon Schmerzen leidet, und so esse er. Wer jedoch unter Übelkeit leidet, der nehme Kümmel und zu dessen dritten Teil Pfeffer und zu einem vierten Teil des Kümmels Bibernell, und dies pulverisiere er und nehme reines Semmelmehl. Er schütte dieses Pulver in das Mehl, und so mache er mit Eidotter und mäßig Wasser Törtchen, entweder im warmen Ofen oder unter der warmen Asche, und er esse diese Törtchen. Aber er esse auch das vorgenannte Pulver aufs Brot gestreut, und es unterdrückt in den Eingeweiden die warmen und kalten Säfte, die dem Menschen die Übelkeit verursachen."

Anwendungen heute:
Wiesenkümmel und Kümmelöl haben bis heute neben ihrer Verwendung als Gewürz auch ihre Bedeutung als Heilmittel gegen Magen- und Darmbeschwerden nicht verloren. Bei Blähungen wird das Pulver aus den frisch gemahlenen Körnern den Speisen beigefügt. Eine Mischung aus Kümmel, Pfeffer, Bibernell und Semmelmehl lässt sich auch gut zu einer Brotsuppe gegen Magen- und Darmbeschwerden bereiten, wobei der Pflanzenbrei am besten mit einem Eidotter zu einem kleinen Klößchen verbunden wird.

Lavendel
Lavendel zählt zur Familie der Lippenblütler. Am besten ist er an seinem prächtigen Blau der Blüten und seinem unverwechselbaren Duft zu erkennen.
Helfer bei:
Leber- und Lungenbeschwerden, Insektenplage.
Hildegard:
„Der wilde Lavendel ist warm und trocken, und seine Wärme ist gesund. Wer Lavendel mit Wein kocht, oder, wenn er keinen Wein hat, mit Honig und Wasser kocht und so lau oft trinkt, der mildert den Schmerz in der Leber und in der Lunge."
Anwendungen heute:
Häufig werden heute noch Kräuterkissen mit dieser stark aromatischen Pflanze in den Wäscheschrank gehängt – wegen des Duftes, ebenso zur Abwehr von Insekten. Zur Milderung von Lungen- und Leberbeschwerden kocht man heute noch oft einen Trank. Die frischen Blüten wer-

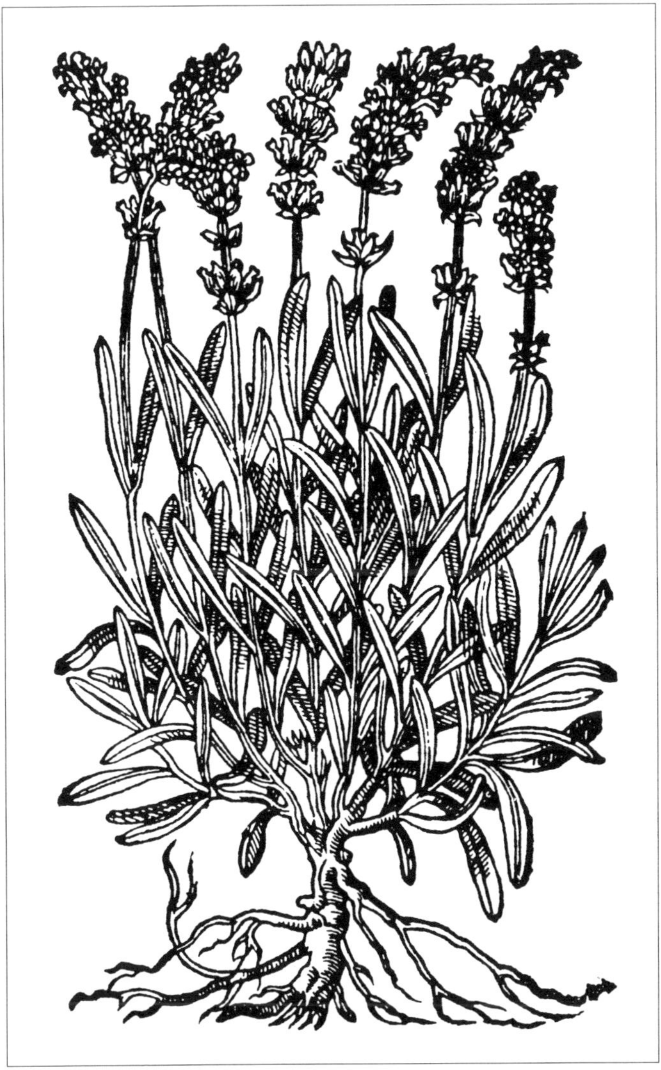

Lavendel. Er findet als Kräuterkissen zur Vorbeugung gegen Insekten Anwendung, als Trank – in Weißwein aufgekocht und mit Honig angereichert – gegen Leber- und Lungenbeschwerden.

den in Weißwein aufgekocht und mit Honig angereichert, der Sud wird abgeschäumt und heiß in Fläschchen abgefüllt. Empfehlung: vor dem Schlafengehen jeweils ein Likörglas voll trinken.

Leinsamen

Charakteristisch für den Leinsamen sind seine tiefblauen Blüten, ein faseriger Stängel und schmale Blätter.

Helfer bei:

Verbrennungen, Gürtelrose, Furunkeln.

Hildegard:

„Der Leinsamen ist warm und taugt nicht zum Essen. Aber wer in der Seite Schmerzen hat, der koche Leinsamen in Wasser, und er tauche ein leinenes Tuch in jenes warme Wasser ein, und ohne jenen Samen lege er das Tuch oft auf seine Seite, und jener Schmerz, obwohl er stark ist, wird gemildert und lässt nach ...

Und wer irgendwo an seinem Körper vom Feuer gebrannt wurde, der koche stark Leinsamen in Wasser, und er tauche ein leinenes Tuch in Wasser und lege es warm auf jene Stelle, wo er gebrannt wurde, und es zieht die Verbrennung heraus."

Anwendungen heute:

Als Grundsubstanz verwendet man heute eine Tasse Leinsamenkörner, die mit drei Tassen Wasser aufgekocht werden. Der Schleim, der sich bildet, wird heiß abgeseiht, der Extrakt heiß in Flaschen abgefüllt. Bei Verbrennungen und Gürtelrosen legt man den Extrakt lauwarm mit einem Leinentuch auf die entsprechenden Stellen auf. Der Extrakt sollte als Brandsalbe in keiner Hausapotheke fehlen.

Liebstöckel

Liebstöckel wird wegen seines typischen Geruchs oft auch als „Maggi-Kraut" bezeichnet. Er hat grüne, leicht gezackte Blätter und ist ein Gewächs, das einen Meter Höhe und mehr erreicht.

Helfer bei:

Schilddrüsenschwellungen.

Hildegard:

„Wenn ein Mensch an Drüsen am Hals Schmerzen hat, sodass die Halsadern aufgebläht sind, dann nehme er Liebstöckel und etwas mehr Gundelrebe, und er koche das gleichzeitig in Wasser. Nach Ausgießen des Wassers lege er das warm um den Hals, weil seine Halsadern übermäßig auseinander gezogen sind, und er wird geheilt werden.

Wenn jemand hustet, sodass er in der Brust Schmerz zu empfinden beginnt, nehme er Liebstöckel und Salbei auf gleiche Weise und Fenchel zweimal so viel wie diese zwei, und er lege das gleichzeitig so lange in guten Wein, bis dieser Wein den Geschmack davon annimmt, und dann, nach Wegwerfen der Kräutlein, wärme er diesen Wein, und er trinke ihn warm nach dem Essen, bis er geheilt ist."

Anwendungen heute:

Bei Schilddrüsenschwellungen legt man den Pflanzenbrei, der aus dem gekochten Frischkraut ausgepresst wird, in ein Leinentuch und bindet es auf die entsprechenden Stellen am Hals. In Verbindung mit Gundelrebe nimmt man zwei Hand voll Kräuter in einem Liter Wasser und lässt es zwei bis drei Minuten kochen. Danach das Wasser wegschütten und die warmen Kräuter

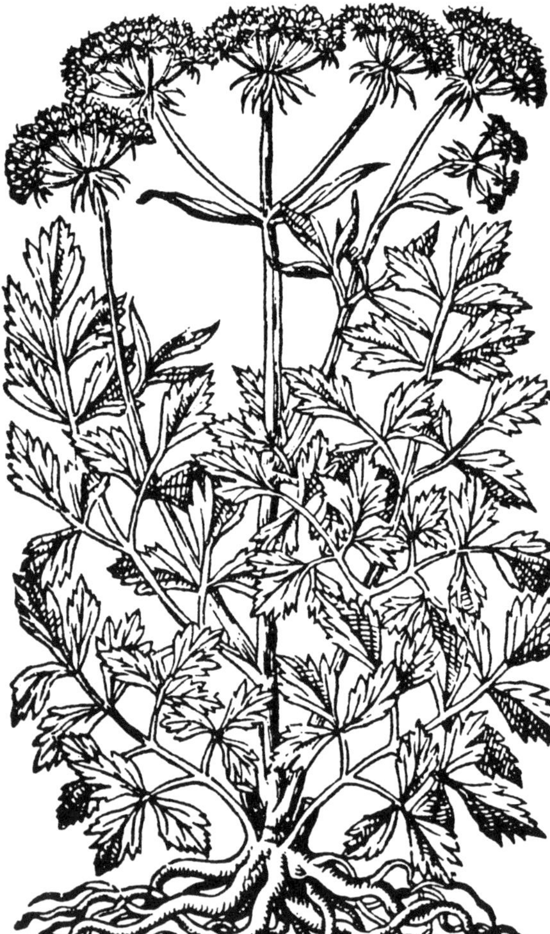

Liebstöckel. Wirkungsvoller Helfer zur Vorbeugung und Anwendung bei Schilddrüsenschwellungen.

um den Hals binden. Diese Anwendung sollte nur unter ärztlicher Kontrolle erfolgen.

Lilie

Die Liliengewächse gehören zu den einkeimblättrigen Pflanzen mit Zwiebeln, großen Blüten und stumpf dreiseitiger Fruchtkapsel. Die Samen sind flach.

Helfer bei:

Hautausschlägen, Beulen, Trübsinn.

Hildegard:

„Die Lilie ist mehr kalt als warm. Nimm daher den Kopf einer Lilienwurzel und zerstoße ihn stark mit altem Fett. Dann zerlasse es in einer Schüssel und gib es in ein Gefäß. Wer dann die weiße Lepra (Hautausschläge) hat, den salbe oft damit, nachdem die Salbe zuvor erwärmt wurde, und er wird geheilt werden. Die rote Lepra (Schuppenflechte) kann ähnlich geheilt werden. Wer sie hat, der trinke oft Ziegenmilch, und die rote Lepra verschwindet vollständig. Und dann nehme er den Stängel und die Blätter von Lilien und zerstoße sie und drücke ihren Saft aus und knete diesen ihren Saft gleichzeitig mit Fett, und wo er am Körper vom Ausschlag Schmerzen hat, dort salbe er sich. Ziegenmilch trinke er immer. Auch der Duft des ersten Aufbrechens, das heißt der Lilienblüte, und auch der Duft ihrer Blumen erfreut das Herz des Menschen und bereitet ihm richtige Gedanken."

Anwendungen heute:

Gegen Hautausschläge und Beulen eignet sich vor allem die Lilie als Salbe. Hierfür wird die Lilienwurzel zerrieben und mit Schweinefett zur Salbe verarbeitet. Die entsprechenden Stellen sollten möglichst oft, aber nur hauchdünn bestrichen werden. Bei trüben Gedanken hilft oft schon das Riechen und Aufnehmen des Blütenduftes.

Melisse

Die Melisse zählt zur Familie der Lippenblütler und wächst in bis zu 80 Zentimeter hohen Büscheln. Die weißen, manchmal auch zartrosa Blüten riechen leicht nach Zitrone.

Helfer bei:

Müdigkeit, weißen Hornhautflecken im Auge, Traurigkeit.

Hildegard:

„Die Melisse ist warm. Ein Mensch, der sie isst, lacht gern, weil ihre Wärme die Milz berührt und daher das Herz erfreut wird. Aber wem das Weiße im Auge wächst, der reiße sie mit der Wurzel aus der Erde, und die eben entwurzelte Pflanze lege er über Nacht in das Wasser einer sprudelnden Quelle. Dann erwärme er die Pflanze in einer Schüssel, nachdem sie aus dem Wasser genommen ist. Und so warm lege er sie auf dieses Auge. Und dies tue er während drei Nächten, und das Weiße in seinem Auge wird geheilt werden und verschwinden."

Anwendungen heute:

Zur äußerlichen Anwendung als Pflanzenbrei oder Tinktur ist die Pflanze ein gutes Mittel gegen Neuralgien, Müdigkeit und Migräne. Kocht man das Frischkraut auf – ein Esslöffel auf $^1/_2$ Liter Wasser –, ist die Melisse, im Winter warm und im Sommer kalt getrunken, mit etwas Zitrone

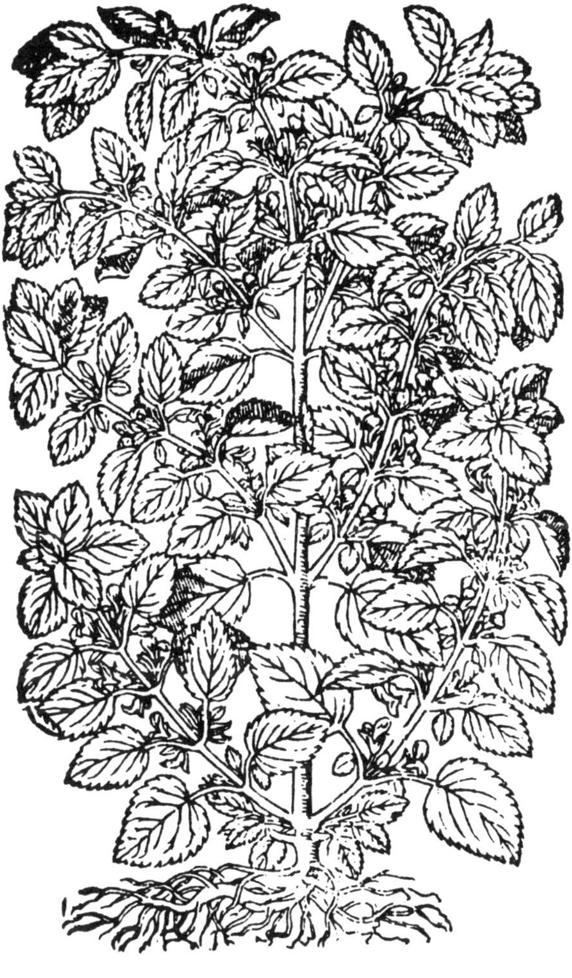

Melisse. Äußerlich angewendet ist die Pflanze – als Pflanzenbrei oder Tinktur – ein gutes Mittel gegen Neuralgien, Müdigkeit und Migräne.

eine ausgezeichnete Erfrischung. Um einen Augenwickel anzufertigen, legt man die frische Pflanze über Nacht in kaltes Wasser, tränkt darin einen kleinen Leinenlappen und legt ihn auf die Augenlider.

Minze

Die Minze zählt zur Familie der Lippenblütler und kommt in verschiedenen Arten vor, zum Beispiel als Wasserminze und Rossminze. Aus einem flachen Wurzelstock wachsen bis zu 80 Zentimeter hohe Stängel, die sich oben stark verzweigen.

Helfer bei:

Atembeschwerden, Lungenbeschwerden, Völlegefühl, Augengeschwür.

Hildegard:

„Die Minze ist warm, aber doch etwas kalt und kann mäßig gegessen werden. Gegessen nützt sie dem Menschen nicht und schadet ihm auch nicht viel. Wenn sein Magen von vielen Speisen und Getränken beschwert wird und er daher dämpfig ist, dann esse er oft Minze roh oder gekocht mit Fleisch oder in Suppen oder in Mus gekocht, und die Dämpfigkeit (Völlegefühl) wird weichen, weil sie die fetten und warmen Eingeweide und seinen Speck etwas abkühlt und so die Dämpfigkeit etwas gemindert wird. Wer von einer kranken Lunge dämpfig ist, der speit Schleim aus und hustet bei der geringsten Bewegung. Wer vom Fett und von vielen Speisen und Getränken dämpfig ist, der atmet schwer und speit nicht Schleim. Und so wird unterschieden, und solche Minze werde gebraucht, wie vorhin gesagt wurde."

Anwendungen heute:
In der Regel dient das Frischkraut der Minze als Gewürz. Speziell zu Fleisch- und Fischgerichten gekocht lindert sie Verdauungs- und Atembeschwerden. Bei Augengeschwüren empfiehlt sich ein Augenwickel, für den das Frischkraut zerstoßen und in ein Leinensäckchen eingebunden wird.

Pfefferkraut
Das Pfefferkraut zählt zur Familie der Lippenblütler. Es wächst als niedriger Strauch mit graurötlichen Zweigen, die Blätter haben auffallend kurze Stiele, die Blüten sind leicht violett.
Helfer bei:
Herzschwäche, krankem Magen, Traurigkeit, Augenschwäche.
Hildegard:
„Das Pfefferkraut ist warm und feucht. Diese Feuchtigkeit hat eine richtige Mischung in sich, und das Pfefferkraut ist für Gesunde und Kranke gut und nützlich zu essen. Und das, was sauer, das heißt, was bitter in ihm ist, greift den Menschen innerlich nicht an, sondern heilt ihn. Und ein Mensch, der ein schwaches Herz und einen kranken Magen hat, esse es roh, und es stärkt ihn. Aber auch wer einen traurigen Sinn hat, den macht es froh, wenn er es isst. Und auch gegessen heilt es die Augen des Menschen und macht sie klar."
Anwendungen heute:
Vorwiegend dient frisches Pfefferkraut heute als Würze zu schwer verdaulichen Gemüsen.

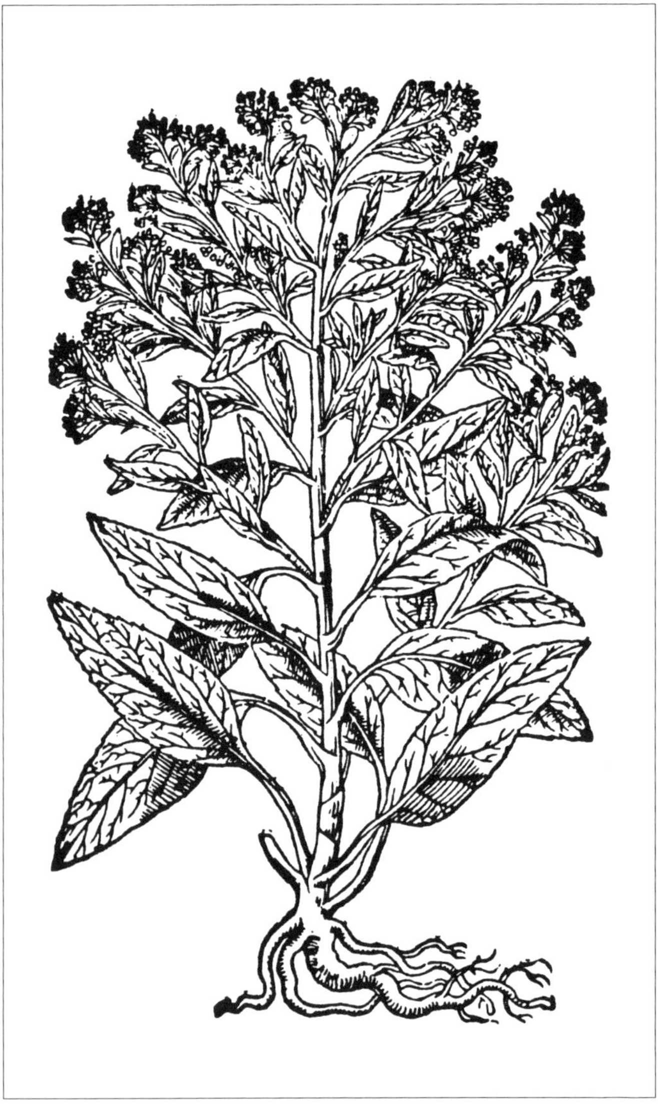

Pfefferkraut. Hildegard: „Ein Mensch, der ein schwaches Herz und einen kranken Magen hat, esse es roh, und es stärkt ihn ...“

Polei

Das einjährige Kraut treibt aus einem stark verzweigten Wurzelsystem schlanke Stängel, die bis zu 50 Zentimeter hoch werden können.

Helfer bei:

Fieber, starken Kopf- und Magenschmerzen.

Hildegard:

„Die Polei hat angenehme Wärme und ist trotzdem feucht. Sie hat die Kraft von 15 Kräutern und wirkt dem Fieber entgegen. Und wer im Gehirn Schmerzen hat, sodass er krank ist, der lege Polei in Wein und koche sie, und er lege sie so warm um seinen ganzen Kopf, und er binde ein Tuch darüber, damit das Gehirn warm sei, und der Wahnsinn in ihm wird unterdrückt ... Aber auch wer die Blätter der Polei roh mit Saft oft isst, nämlich wenn man sie allein dem Fleisch beigibt, der wärmt den Magen, wenn er einen kalten Magen hat, und das heilt ihn."

Anwendungen heute:

Bei starken Kopf- und Magenschmerzen sowie gegen Fieber verwendet die Hildegard-Medizin heute einen Poleitrank. Dafür wird das Frischkraut mit Weißwein aufgekocht, Honig zugesetzt, das Ganze abgeschäumt, heiß abgefüllt und kalt gestellt. Empfehlung: zwei- bis dreimal täglich ein Likörglas voll vor dem Essen trinken.

Quendel

Der Quendel ist ebenfalls ein Lippenblütler und auch als Wilder Thymian bekannt. Charakteristisch sind das rankenartig angelegte Gewächs, die in kleine blaue Blüten unterteilten Blütenstände sowie kleine grüne Blättchen.

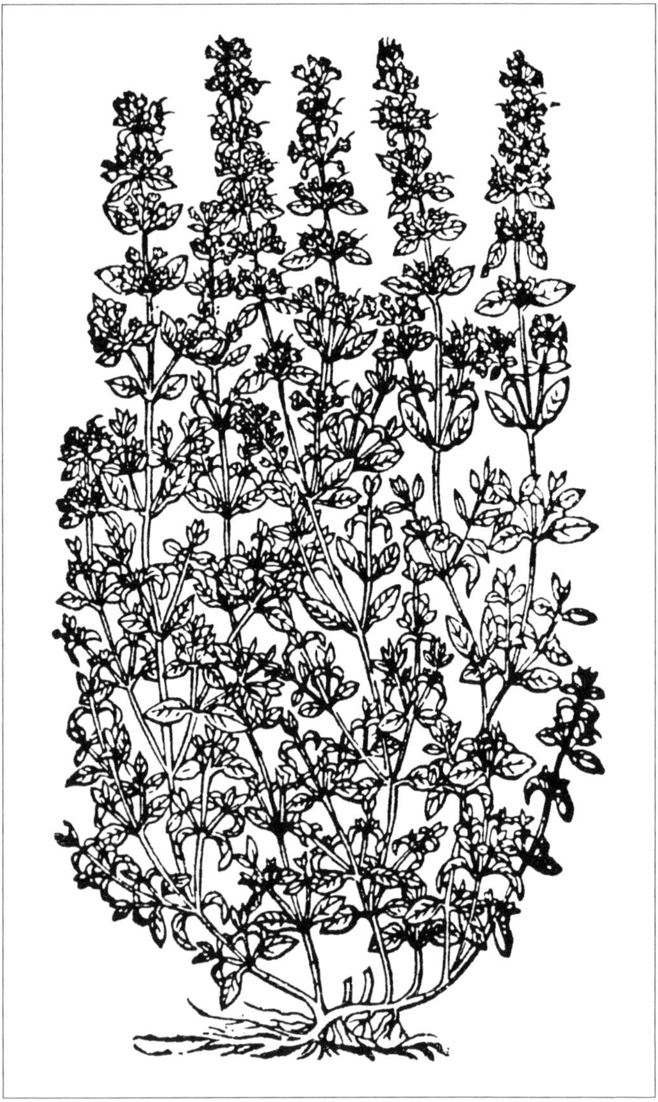

Quendel. Im Heilbereich dient er als Salbe, in der Küche als Würze zu Salaten und Fleisch.

Helfer bei:
Hautallergien und Darmerkrankungen.
Hildegard:
„Der Quendel ist warm und gemäßigt. Und ein Mensch, der krankes Fleisch des Körpers hat, sodass sein Fleisch wie die Krätze ausblüht, der esse oft Quendel entweder mit Fleisch oder im Mus gekocht, und das Fleisch seines Körpers wird innerlich geheilt und gereinigt werden. Und wenn das Gehirn krank und wie leer ist, dann pulverisiere er Quendel, und diese Pulver vermische er mit Semmelmehl in Wasser, und daraus mache er Törtchen, und er esse sie oft, und sein Gehirn wird sich besser befinden."
Anwendungen heute:
Quendel wird heute vor allem als Salbe gegen Hautallergien in Apotheken angeboten. Gegen Darmerkrankungen wird Quendel als Frischkraut, und zwar speziell als Würze zu Salaten und Fleisch empfohlen.

Quitte
Charakteristisch für den Quittenbaum sind seine große Härte und seine apfel- oder birnförmigen, grüngelben Früchte.
Helfer bei:
Rheuma, Arterienverkalkung, Gicht, offener Haut.
Hildegard:
„Der Quittenbaum ist mehr kalt, und seine Frucht ist warm und trocken und hat eine gute Mischung in sich. Wenn sie reif ist, schadet sie roh genossen weder dem kranken noch dem gesunden Menschen, aber gekocht

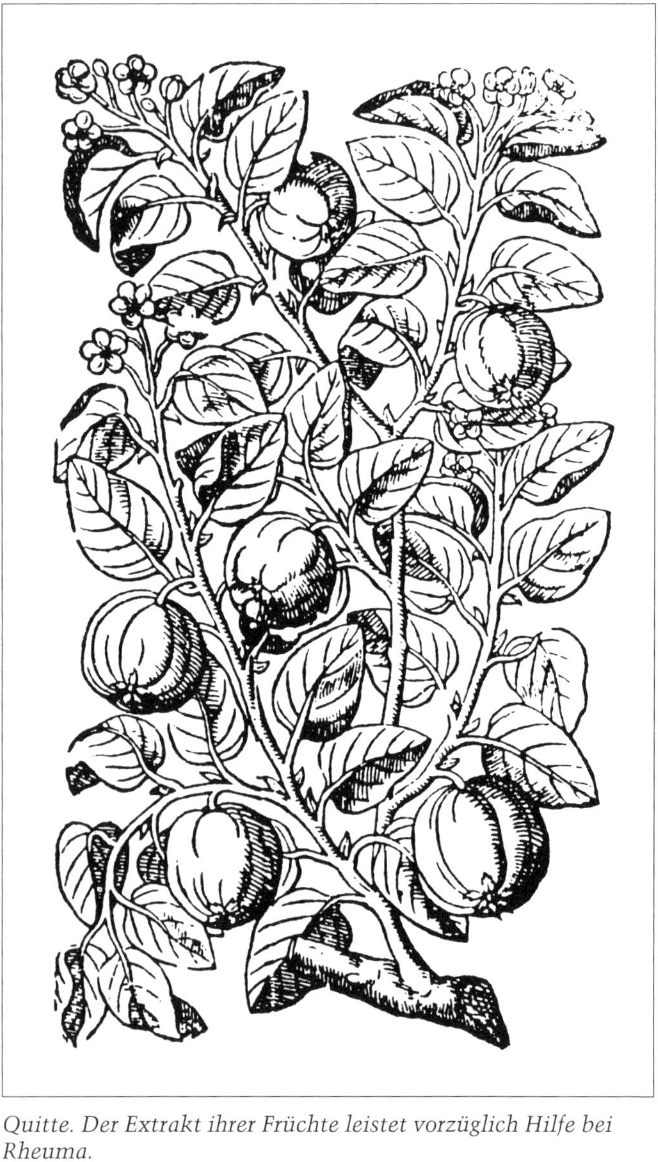

Quitte. Der Extrakt ihrer Früchte leistet vorzüglich Hilfe bei Rheuma.

oder gebraten ist sie dem Kranken und dem Gesunden sehr bekömmlich. Denn wer gichtkrank ist, esse oft diese Frucht gekocht und gebraten, und sie unterdrückt die Gicht in ihm so, dass diese weder seine Sinne abstumpft, noch seine Glieder bricht, noch sie hilflos lässt."

Anwendungen heute:

Bei Rheuma leistet die Quitte vorzügliche Hilfe. Zur inneren Anwendung wird die Frucht mit der Schale zu Mus gekocht und püriert. Das Kompott sollte man reichlich und, mit möglichst wenig Zucker, regelmäßig essen – am besten zu jeder Mahlzeit eine Schale. Bei Hautproblemen, zum Beispiel Decubitus (Wundliegen), werden nur die Kerne in Wasser zu Gelee gekocht; anschließend wird dieses direkt auf die Wunde aufgetragen und mit Mull oder Leinen abgedeckt.

Raute

Die Raute zählt zur Familie der Rautengewächse. Ihre Blätter sind zwei- bis dreifach gefiedert und graugrün gefärbt. Die Blüten sind gelbgrün, die Frucht ist eine Kapsel, die schwarze Samen enthält.

Helfer bei:

Krampfzuständen, depressiver Verstimmung, Nieren- und Lendenschmerzen sowie Verdauungsbeschwerden.

Hildegard:

„Die Raute wächst mehr aus dem starken und vollen Grün der Erde als von der Wärme. Und sie hat gemischte Wärme in sich, aber doch mehr Wärme. Sie ist stark an Kräften in der Feuchtigkeit, und sie ist gut gegen die trockenen Bitterkeiten, die in jenem Menschen wachsen, in dem die richtigen Säfte fehlen. Aber sie ist besser und üblicher roh als pulverisiert zu essen. Und wenn sie gegessen ist, unterdrückt sie die unrechte Hitze des Blutes im Menschen. Denn die Wärme der Raute vermindert die unrechte Wärme der Melancholie und mäßigt die unrechte Kälte der Melancholie. Und so wird es dem Menschen, der melancholisch ist, besser gehen, wenn er sie nach anderen Speisen isst. Aber auch wenn jemand eine andere Speise gegessen hat, esse er nachher Raute, und es schmerzt ihn weniger.

Auch ein Mensch, der triefende Augen hat, nehme Raute und zweimal so viel Salbei und zweimal so viel Kerbel wie Salbei, und er zerstoße diese Kräuter mäßig in einem Mörser, damit sie etwas Saft geben. Und dann tauche er die so zerquetschen Kräuter in Eiweiß, und abends, wenn er schlafen geht, lege er sie auf die Stirn bis zu beiden Schläfen, und sie ziehen die üblen Säfte heraus, wie wenn jemand aus einer Frucht Saft saugt. Wer schwarze oder verdunkelte Augen hat, sodass es manchmal wie eine Wolke ist, und wenn er in den Augen wie neblig sieht, dann nehme er Rautensaft und zweimal so viel reine Flüssigkeit des Honigs und mische dazu etwas guten und klaren Wein, und er lege ein Stücklein Weizenbrot hinein, und er binde es nachts mit einem Tuch auf seine Augen. Und wenn ein Mensch bisweilen in den Nieren und in den Lenden Schmerzen hat, dann geschieht dies oft wegen einer Krankheit des Magens. Dann nehme dieser Mensch Raute und Wermut in gleichem Gewicht und füge mehr als diese Bärenfett bei. Dies zerstoße er gleichzeitig, und damit salbe er sich stark neben dem Feuer um die Nieren und seine Lenden, wo es ihn schmerzt."

Anwendungen heute:

Apotheken, die auf Hildegard-Medizin spezialisiert sind, halten zur Linderung der aufgeführten Beschwerden Heilmittel zur äußerlichen (Salben) und inneren Anwendung (Granulate) bereit. *Wichtiger Hinweis:* Da die Raute giftig ist, muss die Dosierung des Heilmittels vom Arzt festgelegt werden. Vor allem bei schwangeren Frauen ist Vorsicht geboten.

Rettich

Der Rettich zählt zur Familie der Kreuzblütler und ist an seinen weißen, manchmal auch leicht violetten Blüten sowie den grünen, buschigen Blättern zu erkennen.

Helfer bei:

Gallenleiden, Husten und zur Unterstützung der Frühjahrskur.

Hildegard:

„Der Rettich ist mehr warm als kalt. Aber nachdem er ausgegraben ist, soll man ihn unter der Erde an einem feuchten Ort für zwei oder drei Tage liegen lassen, damit sein Grün gemäßigt werde, auf dass es umso besser sei zu essen. Und gegessen reinigt er das Gehirn und vermindert die schädlichen Säfte der Eingeweide. Wenn ein starker und fetter Mensch Rettich isst, heilt er ihn und reinigt ihn innerlich. Den Kranken aber und den am Körper Mageren schädigt er. Aber wenn ein Kranker ihn essen will, soll er ihn zuvor auf einem erhitzten Stein trocknen und pulverisieren, und diesem Pulver gebe er helles

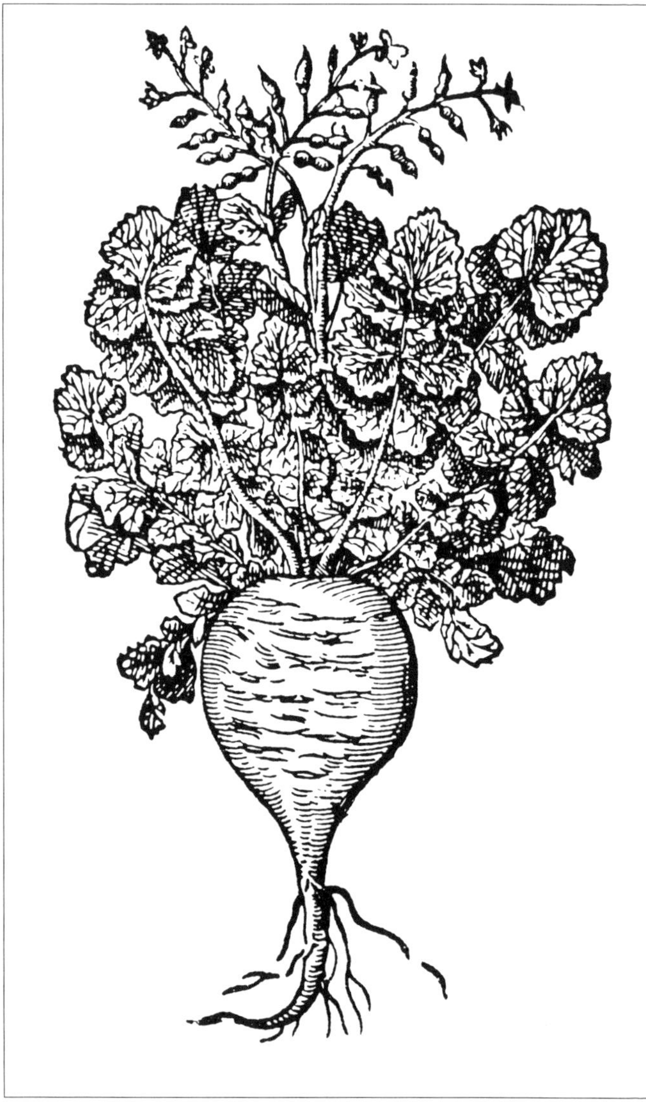

Rettich. Für die Heilpraxis sind die schwarzen Rüben von Bedeutung.

oder gebranntes Salz bei sowie Fenchelsamen, und so esse er ihn mit Brot, und seinen Unrat reinigt er innerlich. Wer viel Schleim in sich hat, pulverisiere Rettich so, und er koche Honig mit Wein und schütte dieses Pulver hinein, und etwas abgekühlt trinke er es nach dem Essen und nüchtern, und dieses Pulver wird ihn vom Schleim reinigen, und der Honig bewirkt, dass er nicht mager wird. Dass man ihn nach dem Essen wirken spürt, kommt daher, dass er die üblen Säfte und den Unrat aus dem Menschen austreibt."

Anwendung heute:

Vor allem zur Frühjahrskur ist der Rettich sehr zu empfehlen – zum Beispiel zur Entwässerung des Körpers, als Salat, gewürzt mit schwarzem Pfeffer oder Kubeben, zur leichteren Verdauung etwas Galgant beigegeben. Prinzipiell sollte alles Rohe gebeizt werden. Die getrockneten Rettichblätter, als Pulver zerrieben, eignen sich auch als Hustenmittel, wobei man zwei bis drei Messerspitzen davon aufs Brot gibt.

Ringelblume

Die Ringelblume gehört zur Familie der Korbblütler. Charakteristisch ist ihre orange leuchtende Blüte, die die Pflanze auch optisch zu einer Bereicherung des Gartens macht.

Helfer bei:

Vergiftungen, Wunden, Entzündungen, Magenschmerzen.

Hildegard:

„Die Ringelblume ist kalt und feucht und hat starke Grünkraft in sich. Sie ist gut gegen Gift. Denn wer Gift isst, oder wem es verabreicht wurde, der koche Ringelblume in Wasser, und nach dem Ausdrücken des Wassers lege er sie so warm auf seinen Magen, und sie erweicht das Gift, und es wird von ihm ausgeschieden. Dieser Mensch wärme alsbald guten Wein, und er lege genug Ringelblume hinein, und damit wärme er wiederum den Wein, und weil er Gift genommen hat, trinke er so jenen halbwarmen Wein, und er schnäuzt das Gift entweder aus der Nase aus, oder er wirft es durch den Schaum von sich aus.

Und wer Grind am Kopf hat, der nehme Blüten und Blätter der Ringelblume, und er drücke den Saft davon aus, und dann bereite er mit diesem Saft und etwas Wasser und mit Semmelmehl einen Teig, und dann lasse er damit seinen ganzen Kopf mit Tuch und Mütze verbunden, bis es sich erwärmt und bis der Teig zerrissen wird. Dann nehme er ihn weg. Danach bereite er wiederum Teig auf gleiche Weise, und er lege ihn um seinen Kopf, und so tue er während neun Tagen. Und so oft er den Teig von seinem Kopf wegnimmt, so oft habe er eine Lauge aus Ringelblumensaft bereit, und er wasche seinen Kopf ebenso oft damit, und er wird geheilt werden."

Anwendungen heute:

Der Sud der Ringelblume eignet sich vor allem gegen Schwellungen und Magenschmerzen. Er wird mit einem Leinenlappen auf die entsprechenden Stellen aufgetragen. Zur Wundbehandlung ist in den Apotheken auch eine Salbe erhältlich, die aus Ringelblüten und Fett aufgekocht wurde.

Bei leichteren Vergiftungen hat sich schon ein Sud bewährt. Diesen Sud gewinnt man, indem die Blüten in

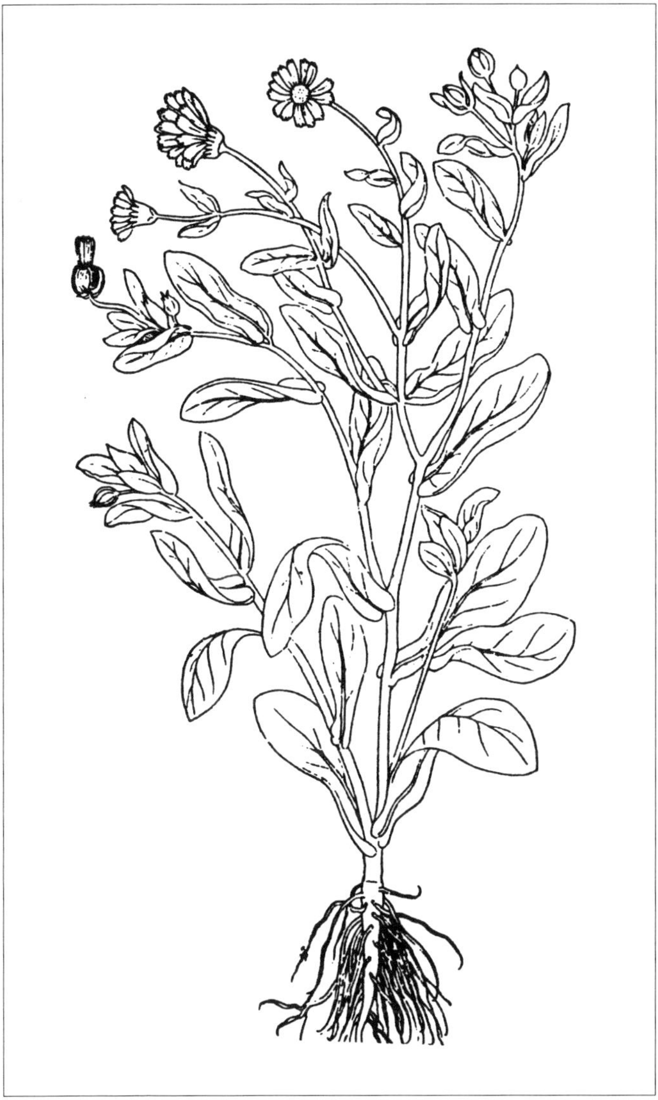

Ringelblume. Sie dient heute als Zier- und Heilpflanze, die viele Wirkstoffe enthält.

Wein eingelegt werden, dann erwärmt – nicht gekocht – und abgeseiht werden. Der Extrakt wird in kleinen Schlucken warm getrunken, und zwar täglich ein bis zwei Likörgläser voll.

Rose

Die Rose zählt zur Familie der Rosengewächse und ziert fast jeden Garten. Weniger bekannt ist sie als Heilpflanze.

Helfer bei:

Geschwüren, Krämpfen, Augenentzündungen, Katarrh, Magen- und Darmbeschwerden.

Hildegard:

„Die Rose ist kalt, und diese Kälte hat eine nützliche Mischung in sich. Am frühen Morgen oder wenn der Tag schon angebrochen ist, nimm ein Rosenblatt, lege es auf deine Augen. Es zieht den Saft, das ist das Triefen, heraus und macht sie klar. Aber auch wer Geschwüre an seinem Körper hat, lege Rosenblätter darauf, und es zieht ihnen den Schleim heraus. Die Rose ist auch gut zu Getränken und zu Salben und zu allen Heilmitteln, wenn sie ihnen beigefügt wird. Diese Heilmittel sind umso besser, wenn ihnen etwas von der Rose beigefügt wird."

Anwendungen heute:

Als Augenbad eignet sich das *Aqua rosae* (Rosenwasser), das mit einem Leinenlappen auf die Lider aufgetragen wird, ebenso wie als Tinktur gegen Krämpfe (täglich ein bis zwei Teelöffel, ein- bis dreimal pro Tag). Das *Aqua rosae* ist in Apotheken auch als Salbe erhältlich. In der Küche passen die Rosenblätter gut zur Zubereitung von Salaten.

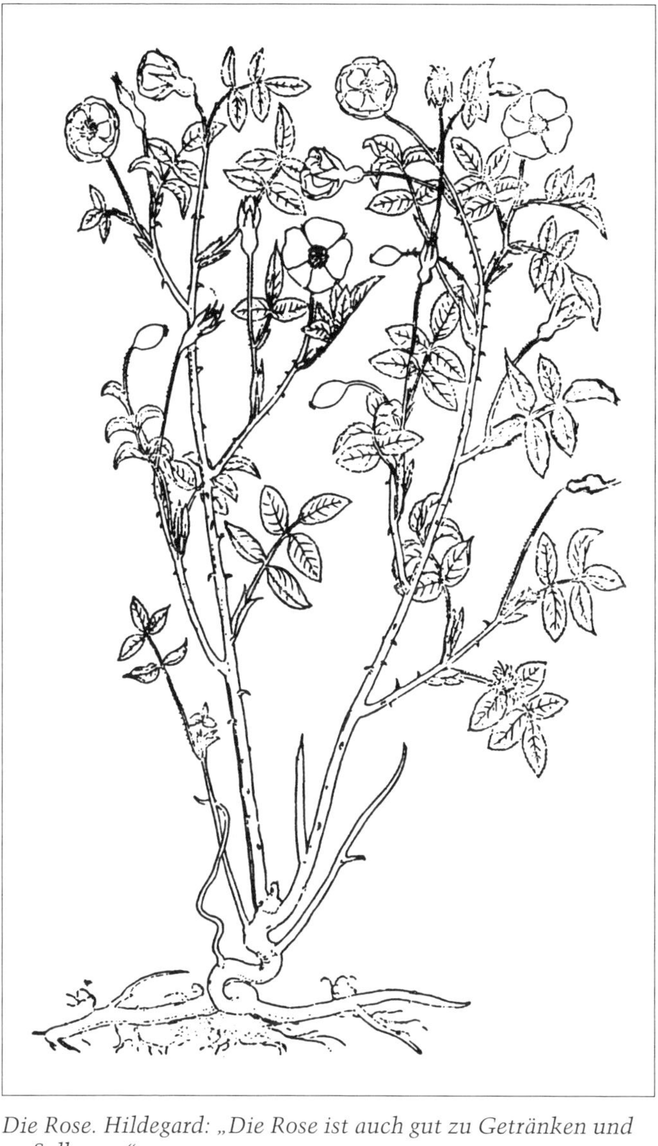

Die Rose. Hildegard: „Die Rose ist auch gut zu Getränken und zu Salben ...“

Salbei

Der Salbei zählt zur Familie der Lippenblütler und kann kniehoch werden. Die blau blühende Pflanze ist oft im unteren Teil verholzt und fällt durch die Samtigkeit ihrer Blätter auf.

Helfer bei:

Hautunreinheiten, Harndrang, Galle- und Leberleiden, Nachtschweiß (Klimakterium), Appetitlosigkeit.

Hildegard:

„Der Salbei ist von warmer und trockener Natur, und er wächst mehr infolge der Sonnenwärme als infolge der Feuchtigkeit der Erde. Er ist nützlich gegen die kranken Säfte, weil er trocken ist. Denn roh und gekocht ist er gut für jenen zu essen, den schädliche Säfte plagen, weil er diese unterdrückt. Nimm Salbei, pulveresiere ihn und iss dieses Pulver mit Brot, und es vermindert den Überschuss der schlechten Säfte in dir. Wenn eine Speise, die einen nassen Saft hat, dem Menschen im Kopf Schmerzen bereitet, dann nehme er Salbei und Majoran und Fenchel in gleichem Gewicht und mehr Andorn als das Gewicht von diesen, und dem zu Saft Zerstoßenen gebe er genügend Butter bei. Wenn er diese nicht hat, füge er Fett bei und mache daraus eine Salbe und salbe den Kopf, und es wird ihm besser gehen. Wenn jemand den Urin wegen der Kälte des Magens nicht halten kann, dann koche er Salbei in Wasser und seihe es durch ein Tuch, und er trinke es oft warm, und er wird geheilt werden."

Anwendungen heute:

Die Salbei-Tinktur ist in der Apotheke erhältlich und in erster Linie dazu gedacht, dem Nachtschweiß vorzubeugen, indem man damit die Achselhöhlen einreibt, Waschungen vornimmt oder Bäder anreichert. Bei Gallenleiden empfiehlt sich ein Tee, wobei man etwa einen Teelöffel getrocknete und zerstoßene Blätter auf einen Liter Wasser nimmt. *Wichtiger Hinweis*: Salbei nicht zu lange und übermäßig einsetzen, da es sonst zu Vergiftungen kommen kann. Ansonsten ist Salbei als Speisewürze auch bei Appetitlosigkeit unbedenklich. Bei Halsbeschwerden und Angina ist er ein gutes Gurgelmittel.

Schafgarbe

Die Schafgarbe – auch Feldgarbe genannt – gehört zur Familie der Korbblütler. Die zähe Pflanze wird kniehoch und ist an ihren weißen Blütenständen, den gefiederten Blättern und dem typischen Geruch gut zu erkennen.

Helfer bei:

Blutergüssen, Verletzungen nach Unfällen, schlecht heilenden inneren Wunden, Operationsnarben.

Hildegard:

„Die Schafgarbe ist etwas warm und trocken. Sie hat gesonderte und feine Kräfte für Wunden. Man wäscht die Wunde mit Wein, und es soll in Wasser mäßig gekochte Schafgarbe, nachdem das Wasser mäßig ausgepresst wurde, warm über jenes Tuch leicht gebunden werden, das auf der Wunde liegt. Die Schafgarbe nimmt der Wunde die Fäulnis und die Schwären, das heißt das Geschwür, und sie heilt die Wunde. Und so geschehe es oft, solange es nötig ist. Aber nachdem die Wunde begonnen hat, sich ein wenig zusammenzuziehen und zu heilen, dann soll nach Wegwerfen des Tuches und ohne das Tuch die Schaf-

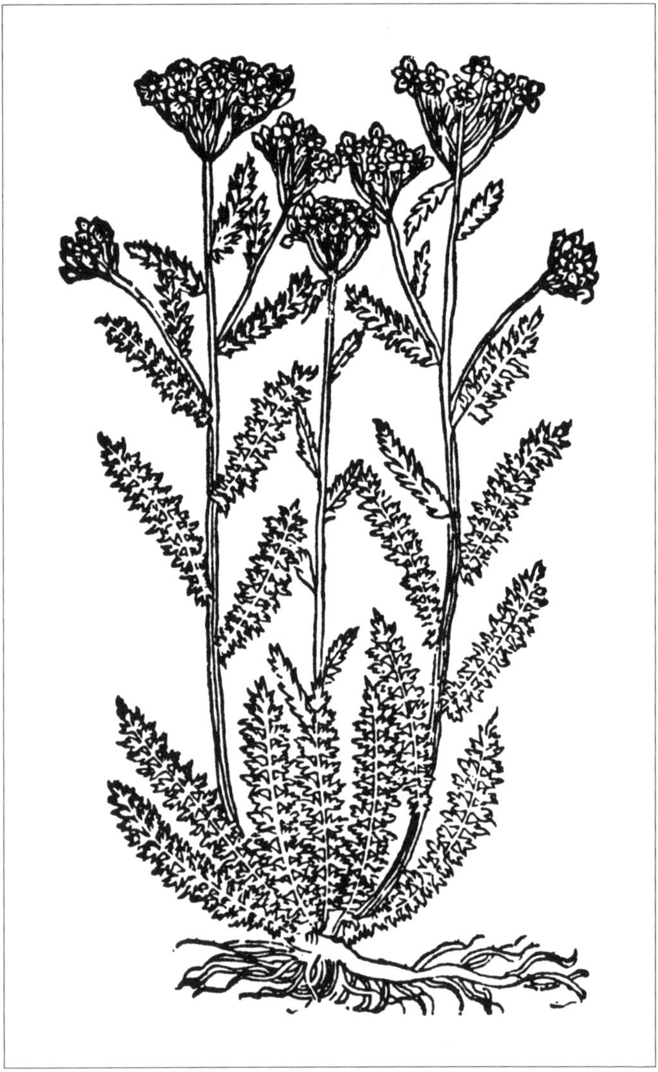

Schafgarbe. Nach Hildegard werden heute vorzugsweise schlecht heilende Wunden und Narben mit einem Sud aus den in Wasser ausgekochten Blättern behandelt.

garbe auf die Wunde gelegt werden, und sie wird umso gesünder und vollkommener geheilt."

Anwendungen heute:

Schlecht heilende Wunden und Narben werden nach Hildegard noch heute oft mit einem Sud aus den in Wasser gekochten Blättern der Schafgarbe behandelt. Mit diesem Sud werden die Wunden vorher ausgewaschen. Bei offenen Wunden und Schürfungen ist in Apotheken Schafgarbenpulver erhältlich, das auf die Wunde aufgestreut und mit Mull abgedeckt wird.

Süßholz

Die Süßholz-Wurzel ist der Ausgangsstoff für den Lakritzenextrakt und wird auch im Heilbereich nur angereichert verwendet.

Helfer bei:

Heiserkeit, Magen-Darm-Erkrankungen.

Hildegard:

„Das Süßholz ist von gemäßigter Wärme und bereitet dem Menschen eine klare Stimme, auf welche Weise es auch immer gegessen wird. Es macht seinen Sinn mild, erhellt seine Augen und erweicht seinen Magen zur Verdauung. Aber auch dem Geisteskranken nützt es sehr, wenn er es oft isst, weil es die Wut, die in seinem Gehirn ist, auslöscht."

Anwendungen heute:

Bei Heiserkeit wird das Süßholz – besser bekannt als Lakritze – in Plätzchenform gelutscht. Empfehlenswert: jeweils nach dem Essen einen Teelöffel voll zu sich nehmen.

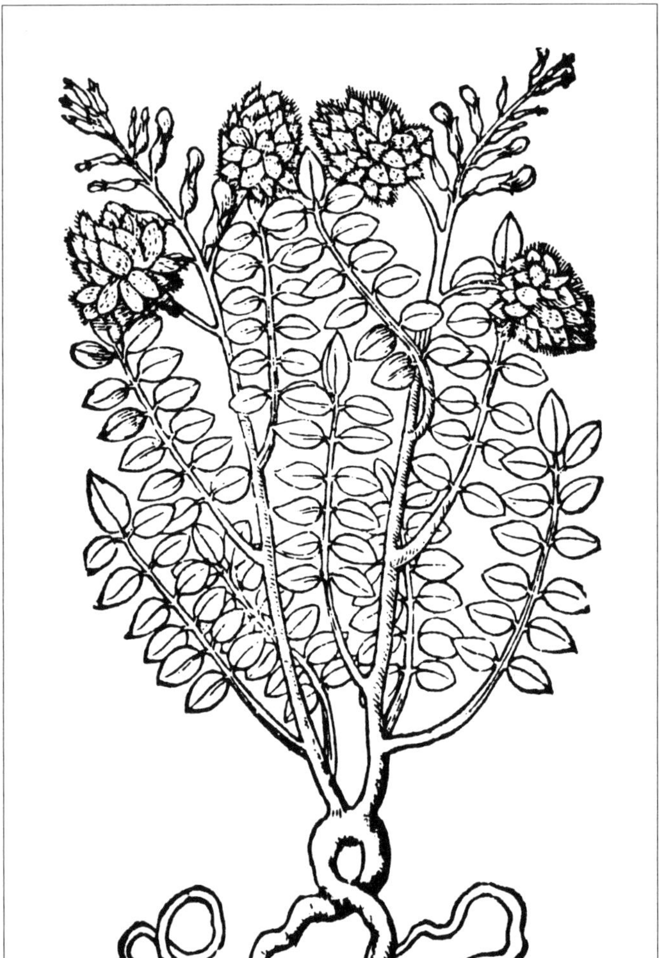

Süßholz. Sein Extrakt ist besser bekannt als „Bärendreck“ oder „Lakritze“. – Er hilft ideal zur Vorbeugung und Anwendung gegen Heiserkeit und Magen-Darm-Erkrankungen.

Wegerich

Alle Wegericharten besitzen große, aufrechte Ährenstängel, die aus einer Rosette hervorwachsen.

Helfer bei:

Gicht, geschwollenen Drüsen, Seitenstechen, Insektenstichen, Knochenbrüchen.

Hildegard:

„Der Wegerich ist warm und trocken. Nimm daher Wegerich und drücke seinen Saft aus, und nachdem er durch ein Tuch geseiht ist, mische ihn mit Wein oder Honig und gib ihm jenem zu trinken, der von der Gicht geplagt wird, und die Gicht wird weichen. Und wer von Stechen geplagt wird, der koche seine Blätter in Wasser, und nachdem das Wasser ausgedrückt ist, lege er diese warm auf die Stelle auf, wo es schmerzt, und das Stechen wird weichen.

Wenn aber einem Menschen an irgendeiner Stelle ein Knochen durch einen Unfall zerbrochen wird, dann schneide er Wegerichwurzeln in Honig, und er esse es täglich nüchtern, und er koche auch mäßig die Blätter der grünen Malve und fünfmal so viel Blätter oder Wurzeln von Wegerich mit Wasser in einem neuen Topf, und er lege sie oft warm auf die Stelle, wo es schmerzt, und der gebrochene Knochen wird geheilt werden."

Anwendungen heute:

Bei Knochenbrüchen bereitet man aus Wegerich einen Pflanzenbrei mit Honig und nimmt davon über längere Zeit drei- bis fünfmal täglich eine Löffelspitze voll. Der Frischsaft des Wegerich leistet gute Dienste, wenn er bei Insektenstichen aufgetragen wird. Bei Gicht und Seiten-

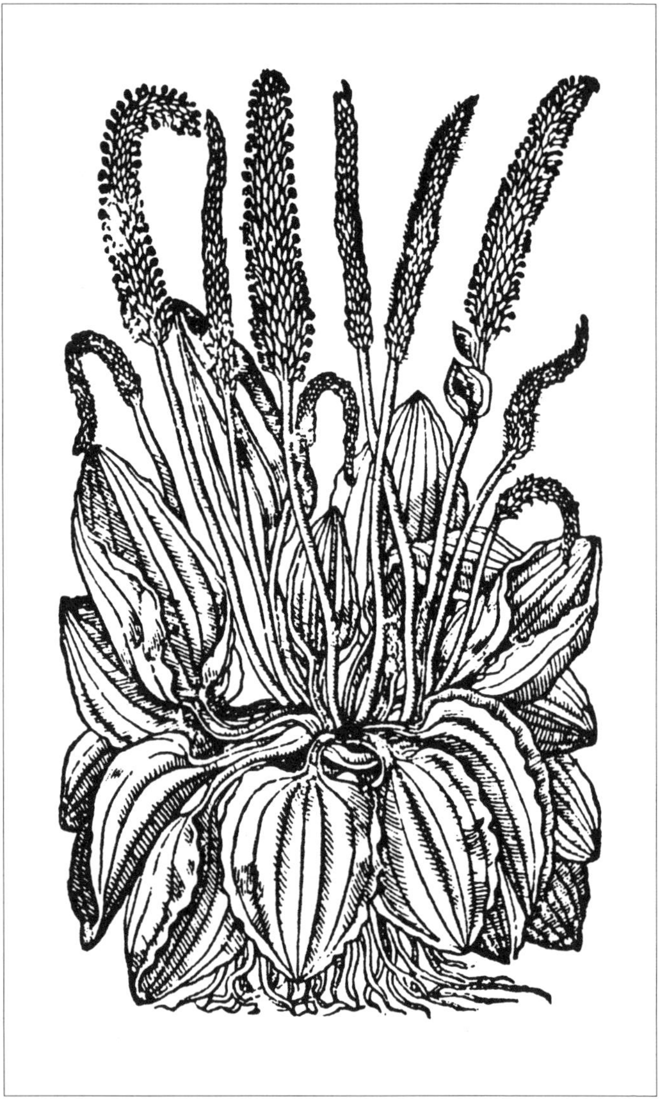

Wegerich. Wirkungsvolles Heilmittel bei Gicht, geschwollenen Drüsen, Seitenstechen, Insektenstichen und Knochenbrüchen.

stechen reichert man diesen Saft mit Wein und Honig an und nimmt davon dreimal täglich ein Likörglas voll.

Weinrebe

Die Weinrebe rankt aus einer tiefgründigen Wurzel. Oberirdisch ist im Ansatz ein gedrungener, knorriger Stamm erkennbar.

Helfer bei:

Ohren- und Kopfschmerzen, Stirnhöhlenkatarrh, Zahnfleischbluten.

Hildegard:

„Die Weinrebe hat feurige Wärme und Feuchtigkeit, aber jenes Feuer ist so stark, dass es ihren Saft zu einem anderen Geschmack umwandelt, als ihn andere Bäume oder andere Kräuter haben. Daher macht auch jenes große Feuer ihr Holz so trocken, dass es anderen Hölzern beinahe unähnlich ist. Wenn jemand Geschwüre an seinem Körper hat oder verwundet wird, mische er reinen und guten Wein mit einem Drittel Baumöl. Wenn das Geschwür oder die Wunde schon am zweiten oder dritten Tag Fäulnis oder Schwärze zeigt, wenn das Geschwür oder die Wunde groß ist, soll er den vorgenannten Ölwein etwas wärmen und in ein leinenes Tuch eintauchen. Und mit dem so genetzten Tuch pflege er das Geschwür oder die Wunde, bis die Fäulnis abnimmt. Wenn jemand trübe Augen hat, dann bestreiche er mit den Tropfen, die aus der Rebe beim Abschneiden des Schoßes fließen, seine Lider und lasse auch etwas ins Auge eindringen. Und das tue er oft, und das macht die Augen ohne Zweifel klar. Wenn das Rebenschoß zuerst von der Rebe abgeschnit-

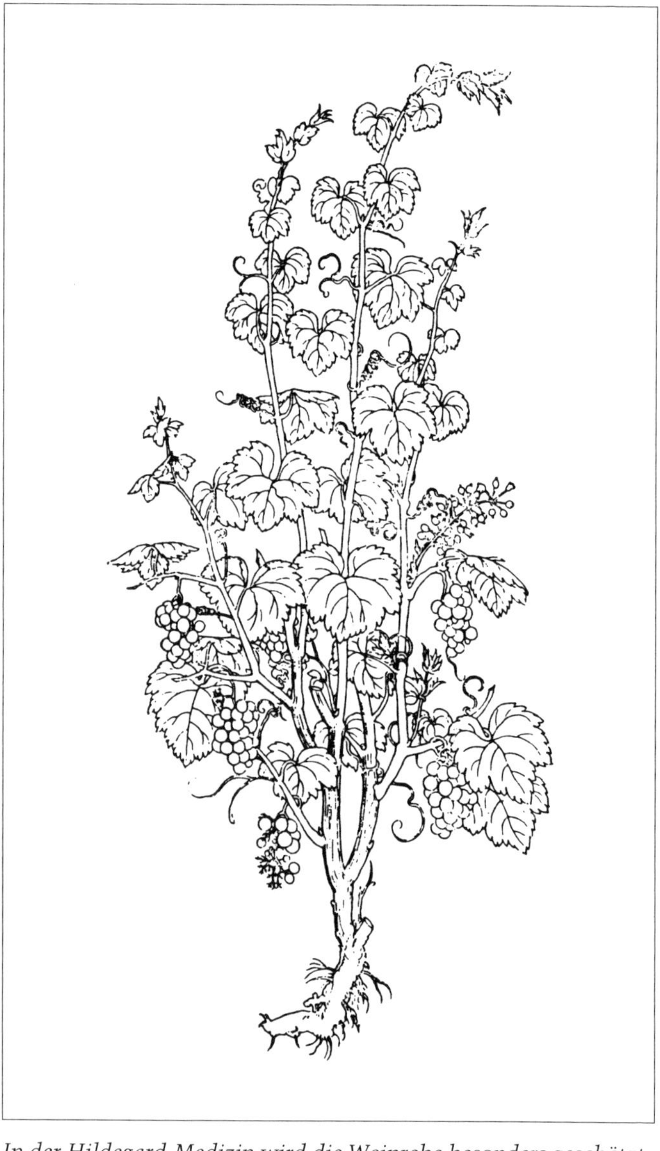

In der Hildegard-Medizin wird die Weinrebe besonders geschätzt.

ten wird, sind jene Tropfen, die dann von morgens bis mittags aus jenem Einschnitt fließen, gut und nützlich für die Klarheit der Augen. Daher soll ein Mensch sie in ein Töpfchen auffangen und ihnen Olivenöl beigeben. Und wenn er Ohren- oder Kopfschmerzen hat, soll er sich damit salben, und es wird ihm besser gehen."

Anwendungen heute:

In der Hildegard-Medizin wird die Weinrebe besonders geschätzt. Ein Extrakt, die „öligen Rebtropfen", werden zum Beispiel gegen Ohrenschmerzen angewendet, indem man die Stellen hinter und vor dem Ohr mit einigen Tropfen einreibt. Dasselbe gilt für die Schläfen und für die Stirn, die bei Kopfschmerzen eingerieben werden. Gegen Zahnfleischbluten halten Apotheken eine spezielle Zahnpasta bereit, die unter anderem aus der Rebasche gewonnen wird. Der Rebensaft pur (ebenfalls in der Apotheke erhältlich) wird oft bei trüben Augen angewendet, indem die Augenlider damit genetzt werden.

Wermut

Der Wermut gehört zur Familie der Korbblütler. Das Kraut wird hüfthoch und ist an seinem charakteristischen Duft, den gelben Blütenständen und den silbergrauen Blättern am besten zu erkennen.

Helfer bei:

Erschöpfung, Arthrose, Arthritis, Verstopfung und bei der Frühjahrskur.

Hildegard:

„Der Wermut ist sehr warm und sehr kräftig und der wichtigste Meister gegen alle Erschöpfungen ... Und ein

Mensch, der von sehr starker Gicht geplagt wird, sodass seine Glieder sogar zu zerbrechen drohen, den salbe mit Wermut, und er wird geheilt werden. Und wenn der Wermut frisch ist, zerstoß ihn und drücke seinen Saft durch ein Tuch, dann koch Wein mit Honig ein wenig und gieß diesen Saft in den Wein, sodass derselbe Saft den Wein und den Honig an Geschmack übertrifft ...

Trink dies nüchtern von Mai bis Oktober jeden dritten Tag, und es unterdrückt die Melancholie in dir, und es macht deine Augen klar, und es stärkt das Herz, und es lässt nicht zu, dass die Lunge krank wird. Es wärmt den Magen, es reinigt die Eingeweide, und es bereitet eine gute Verdauung ..."

Anwendungen heute:

Generell dient der Wermut der inneren Reinigung des Körpers, speziell auch zur Frühjahrskur. Am besten eignen sich 20 Gramm Frischsaft der Wermutpflanze, der ein halber Liter mit Honig abgekochter Weißwein zugesetzt wird. Empfehlung: davon jeden dritten Tag morgens nüchtern ein Likörglas voll trinken. Bei Arthritis und Arthrose hat sich eine spezielle Hirschmarksalbe bewährt, in der Wermut unter anderem mit Rosenöl angereichert ist. Die Salbe ist in der Apotheke erhältlich.

Ysop

Das Ysop-Kraut zählt zur Familie der Lippenblütler. Charakteristisch sind sein strenges Aroma und seine tiefblauen Blüten.

Helfer bei:

Nieren- und Gallenstein-Leiden.

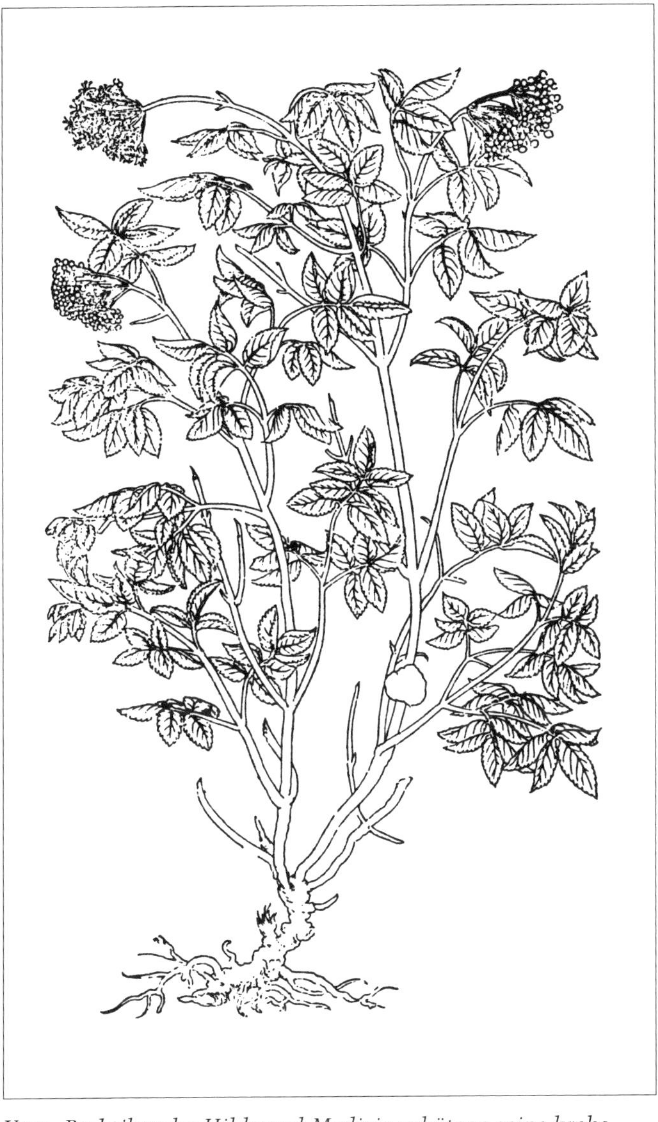

Ysop. Praktiker der Hildegard-Medizin schätzen seine krebshemmende Wirkung.

Hildegard:

„Der Ysop ist von trockener Natur, gemäßigt warm und von so großer Kraft, dass sogar der Stein ihm nicht widerstehen kann, denn der Ysop wächst überall, wo er hingesät wird. Wenn man ihn oft isst, reinigt er den kranken und stinkenden Schaum der Säfte, wie die Wärme im Topf den Schaum aufwallen lässt, und der Ysop ist für alle Speisen nützlich. Gekocht ist er aber nützlicher, und pulverisiert ist er nützlicher als roh. Wer hustet und an der Leber Schmerzen hat, und wer dämpfig ist und an der Lunge leidet, von denen soll jeder Ysop entweder mit Fleisch oder mit Fett essen, und es wird ihm besser werden. Wenn aber einer Ysop nur dem Wein oder nur dem Wasser beifügt und ihn isst, wird er davon mehr geschädigt als gefördert werden."

Anwendungen heute:

Ysop ist ein gutes Mittel gegen Nieren- und Gallenstein-Leiden; Praktiker der Hildegard-Medizin sprechen dem Ysop wegen seiner reinigenden Stärke auch eine krebshemmende Wirkung zu.

Zitwer

Der Zitwer ist eine Beifußart und im Iran beheimatet. In der Hildegard-Medizin werden vor allem die Blütenköpfchen verwendet.

Helfer bei:

Gliederzittern (Parkinson), Kopfschmerzen, Migräne, Magenbeschwerden.

Hildegard:

„Der Zitwer ist mäßig warm und hat große Kraft in sich.

Denn ein Mensch, der an seinen Gliedern zittert, das heißt bebt, und in dem die Kraft mangelt, der schneide Zitwer in Wein und füge etwas weniger Galgant bei. Dies koche er mit ein wenig Honig im Wein und trinke es so warm, das heißt lauwarm, und das Zittern weicht von ihm, und er erlangt die Kraft wieder. Wer viel Speichel und viel Schaum in sich hat, der pulverisiere Zitwer und binde dieses Pulver in ein Tüchlein und lege es so in ein kleines Gefäß unter Eingießen von Wasser, damit das Wasser den Geschmack davon habe, und so lasse er es über Nacht im Wasser und trinke morgens oft davon nüchtern, und der Speichel und der Schaum wird weichen. Aber wer starke Kopfschmerzen hat, der befeuchte mit diesem in ein Tuch gebundenen und mit Wasser befeuchteten Pulver die Stirn und die Schläfen, und es wird ihm besser gehen. Und wem der Magen mit schlechten Speisen angefüllt und arg beschwert ist, der pulverisiere Zitwer und mache mit diesem Pulver und etwas Semmelmehl und Wasser ein Törtchen und koche es an der Sonne oder in dem fast kalten Ofen. Dann pulverisiere er das Törtchen, und er lecke dieses Pulver oft nüchtern und gegen Nacht, wenn er schlafen geht, und sein Magen wird weich."

Anwendungen heute:

Die Wurzel des heute wenig bekannten Krautes wirkt vor allem in Verbindung mit Galgant. Für diese Mischung kocht man die Wurzel zusammen mit Galgant in Wein und gibt einen Esslöffel Honig dazu. Empfehlung: Wie immer nach Rücksprache mit dem Arzt, der die Medikation festlegt, zwei- bis dreimal täglich lauwarm ein Likörglas zu sich nehmen.

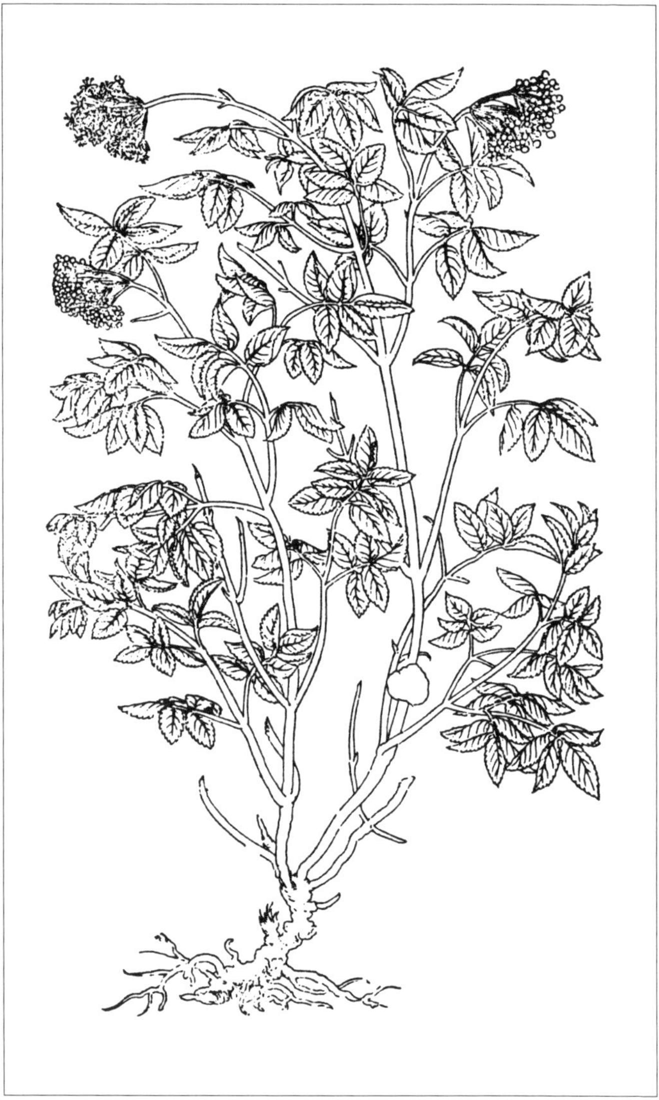

Zwergholunder. Sein Pflanzenbrei ist ein gutes Vorbeuge- und Heilmittel bei Fuß- und Nagelpilz.

Zwergholunder

Die Pflanze besitzt einen Wurzelstock, aus dem eine krautig gefurchte Stängelröhre wächst, die eine Höhe von bis zu 1 $^{1}/_{2}$ Meter erreichen kann. Die dunkelgrünen, gefiederten Blätter sind schmäler als beim schwarzen Holunder.

Helfer bei:

Fuß- und Nagelpilz.

Hildegard:

„Der Zwergholunder ist kalt und feucht und der Natur des Menschen entgegengesetzt, sodass, wenn irgendein Mensch ihn äße, ihm dies gefährlich wäre. Aber wenn einem Menschen von üblen Säften der Kopf wie ein Sturzbach tost, so soll der Zwergholunder kalt um seinen Kopf gewunden werden, und es wird ihm besser gehen."

Anwendungen heute:

Zwergholunder dient der äußerlichen Anwendung und wird als Pflanzenbrei gegen Fuß- und Nagelpilz auf die Fußnägel gelegt. Dies sollte jedoch nur in Absprache mit einem Arzt geschehen, da der Zwergholunder giftig ist.

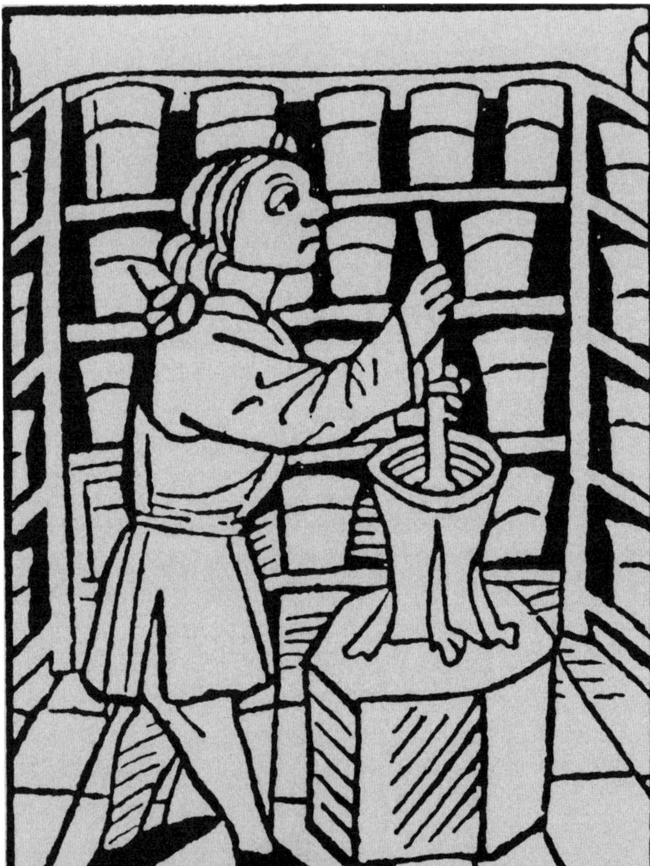

Schon im Mittelalter wurden Arzneien durch Zerkleinern der Pflanzen mit einem Stößel (Pistill) im Mörser gewonnen. Die Abbildung zeigt, dass sich die Grundform des wichtigsten pharmazeutischen Arbeitsgeräts zur Bereitung von Arzneimitteln praktisch bis heute nicht verändert hat.

Pflanzenheilmittel selbst herstellen

Tinkturen und Extrakte

Tinkturen sind Alkohol-Wasser-Auszüge. Das bedeutet, dass die Wirkstoffe aus den Heilkräutern extrahiert werden, indem man sie in Alkohol ziehen lässt. Bei einem Ölextrakt hingegen werden die fettlöslichen Wirkstoffe herausgelöst.

Tinktur

Man verwendet 40-, 50- und 70-prozentigen Alkohol (Weingeist). Durch das Alkohol-Wasser-Gemisch werden den Heilpflanzen sowohl wasserlösliche als auch alkohollösliche Wirkstoffe entzogen (siehe Schritt-für-Schritt-Anleitung unten).

Da sich die verschiedenen Inhaltsstoffe nicht gleichermaßen in unterschiedlich starkem Alkohol lösen, sollte man sich genau an die Rezeptempfehlungen halten. Auch die empfohlene Dosierung ist genau einzuhalten, da Tinkturen starke Heilmittel sind. So stellt man eine Tinktur her:

- Die abgewogenen und im Mörser zerdrückten Pflanzenteile in ein Glas geben,
- mit Alkohol bedecken,

- dann ziehen lassen (Dauer je nach Rezeptur).
- Die Tinktur durch einen Filter abseihen,
- in saubere Glasbehälter umfüllen,
- gut verschlossen an einem kühlen, dunklen Ort aufbewahren.

Ölextrakt

Um einen Ölextrakt herzustellen, verwendet man Oliven-, Sonnenblumen- oder auch andere möglichst hochwertige Pflanzenöle. Die Herstellung eines so genannten Kaltextrakts ist etwas zeitaufwändig:

- Heilpflanzen über mehrere Wochen so lange in dem Öl ziehen lassen,
- bis der gewünschte Wirkstoffanteil in das Öl aufgenommen wurde.
- Den Extrakt möglichst kühl und in dunklen Flaschen aufbewahren, da diese Öle sonst schnell verderben können.

Richtige Zubereitung von Heilkräutertees

Heilkräutertee-Zubereitungen zählen zu den ältesten heilkundlichen Anwendungen. Obwohl ihre Herstellung ganz einfach ist, müssen dennoch bestimmte Vorgehensweisen beachtet werden.

Kaltwasserauszug

Die Wirkstoffe mancher Heilpflanzen werden durch Hitze zerstört (siehe dazu die jeweilige Rezeptur).Um dies zu verhindern, macht man einen Kaltwasserauszug und kann so nur die leicht wasserlöslichen Bestandteile aus den Pflanzenteilen herauslösen. Richtige Vorgehensweise:

- Pflanzen mit kaltem Wasser übergießen,
- danach acht Stunden ziehen lassen,
- dabei ab und zu umrühren.
- Danach das Wasser durch ein Teesieb abseihen.

Abkochung

Die Methode der Abkochung wird für harte Samenkörner, Wurzelbestandteile und Rinden angewendet, um ihre Inhaltsstoffe freizusetzen. Sie dient außerdem dazu, Wasser-Auszüge zu reduzieren und zu konservieren. Werden für eine Rezeptur im Wesentlichen Wurzelbestandteile mit schwer löslichen Inhaltsstoffen gemischt, müssen diese mit Hitze extrahiert werden. Richtige Vorgehensweise:

- Ungefähr 15 Minuten lang kochen,
- vor dem Trinken abseihen.

Heißwasserauszug

Dies ist die klassische Form der Teezubereitung – das Überbrühen der Pflanzenteile mit heißem beziehungsweise kochendem Wasser. Falls nicht anders angegeben, liegt die Dosierung bei einem bis zwei Teelöffeln pro Tasse. Richtige Zubereitung:

- Das Teekraut für den Heißwasserauszug mit kochendem Wasser übergießen.
- Je nach Rezept zugedeckt ziehen lassen,
- im Anschluss daran abseihen.

Herstellung von Pflegemilch

Keineswegs nur Wind und Sonne, sondern auch extreme Kälte bewirken ein schnelles Austrocknen der Haut. Zu diesen äußeren Bedingungen kommen noch Veranlagung und Alter, die den Hauttyp bedingen. Wer zu trockener Haut neigt, sollte seine Haut ausreichend mit Feuchtigkeit und Ölen versorgen. Empfehlenswert ist eine Pflegemilch ohne Konservierungsstoffe, die man relativ einfach selbst herstellen kann. Je nach Vorliebe für Gerüche kann man sie mit ätherischen Ölen, zum Beispiel mit Rosenöl, versetzen. Richtige Vorgehensweise:

- Zunächst 45 g *Unguentum emulsificans* aus der Apotheke sowie 5 g Propylenglykol und 50 g Wasser abwiegen.
- Die Unguentum emulsificans in eine Schale geben.
- Nach und nach das Propylenglykol unter Rühren unter die Masse geben.
- Anschließend das frisch abgekochte Wasser langsam und ebenfalls unter Rühren der Masse zugeben.
- Tropfenweise einen Teelöffel des ätherischen Öls zugeben und einrühren. Benutzt man Rosenöl, genügen aufgrund seiner Intensität wenige Tropfen.

Zubereitung von Salben

Zur Herstellung von Salben werden Heilkräuter zusammen mit Öl oder Fett erhitzt, um einen Extrakt der fettlöslichen Inhaltsstoffe zu erhalten. Als Grundlage dienen Vaseline, Bienenwachs oder Schweineschmalz. Im Gegensatz zu Cremes enthalten Salben nur wenig Wasser und können auch ohne Zugabe von Emulgatoren hergestellt werden, wie zum Beispiel die richtige Vorgehensweise zur Herstellung einer Ringelblumensalbe zeigt:

- 5 g Ringelblumenblüten mit 100 g lauwarmem Bienenwachs im Wasserbad mild erwärmen, verrühren und mehrere Tage zugedeckt ziehen lassen.
- Erneut im Wasserbad mild erwärmen – bei etwa 40 Grad Celsius – und so lange verrühren, bis das Bienenwachs flüssig wird und die Ringelblumenblüten absinken. Dann aus dem Wasserbad nehmen.
- Das Gemisch durch einen Filter, der mit Verbandmull ausgekleidet ist, langsam in ein Vorratsgefäß laufen lassen und die Heilpflanzenreste wegwerfen.
- Um möglichst viel von der Salbe zu erhalten, auch die Salbenreste aus dem Filter entfernen und in saubere, verschließbare Schraubgläser umfüllen.

Serviceteil

Gutes aus Klöstern – Bezugsquellen

Neben Honig, Weinen, Likören, Konfitüren und anderem Gutem aus klösterlicher Herstellung finden Sie unter folgenden Adressen in Deutschland, Österreich, Südtirol und der Schweiz auch Tonika zur Erhaltung und Stärkung der Gesundheit.

Manufactum Hoof & Partner KG
Gutes aus Klöstern
Hiberniastr. 5
45731 Waltrop
Tel. 02309/939000 (für Bestellungen: 939050)
Fax 02309/939850
E-Mail: info@manufactum.de
www.manufactum.de

Klosterladen des Klosters Weingarten
Kirchplatz 3–4
88250 Weingarten
Tel. 0751/50960
Fax 0751/5096201
E-Mail: klosterladen@kloster-weingarten.de
www.kloster-weingarten.de

Klosterladen des Klosters Ettal,
Benediktinerabtei Ettal
82488 Ettal
Tel. 08822/74430
Fax 08822/74432
E-Mail: klosterladen@kloster-ettal.de
www.kloster-ettal.de/klosterladen/

Bier und Spirituosen können auch bestellt werden bei:
Ettaler Klosterbetriebe GmbH Abteilung Brauerei
und Destillerie
Kaiser-Ludwig Platz 1
82488 Ettal
Tel. 08822/74-450 oder -413
Fax 08822/74-412
E-Mail: heimdienst@kloster-ettal.de
E-Mail: klosterbrauerei@kloster-ettal.de

Klosterladen der Abtei Münsterschwarzach
Schweinfurter Straße 40
97359 Münsterschwarzach
Tel. 09324/20-0
Fax 09324/20-211
E-Mail: abtei-muensterschwarzach@t-online.de

Klosterladen des Benediktinerinnenklosters Melchtal
6067 Melchtal OW/Schweiz
Tel. 0041/41/6697020
Fax 0041/41/6697027
E-Mail: osb@kloster-melchtal.ch

Weinkellerei des Klosters Einsiedeln
Kellerei Kloster Einsiedeln
8840 Einsiedeln/Schweiz
Tel. 0041/55/4186244
E-Mail: klostereinsiedeln.kellerei@active.ch

Augustinerchorherrenstift Kloster Neustift
(neben Weinen auch diverse Destillate und Kräutertees)
Stiftskellerei Neustift
Stiftstraße 1
39040 Vahrn/Brixen/Italien
Tel. 0039/0472/836189
Fax 0039/0472/837305
E-Mail: weine@kloster-neustift.it
www.klostern-neustift.it

Augustinerchorherrenstift Kloster Neuburg
Stiftsweingut
Am Rathausplatz 24
3400 Klosterneuburg/Österreich
Tel. 0043/2243/411-522
Fax 0043/2243/411-550
Klosterladen des Klosters Neuburg (Onlineshop):
www.stift-klosterneuburg.at
In Deutschland:
Vinothek Stift Kloster Neuburg
Brunngasse 1
94032 Passau
Tel. 0851/35732

Viele Informationen und Adressen von Klöstern, Orden und Stiften Österreichs, bei denen man eigene Produkte aus Weinkeller, Destillerie und Gärtnerei beziehen kann, sind erhältlich über:
Klösterreich Geschäftsstelle
Prof.-Kaserer-Weg 333
c/o ITA, 3491 Straß/Österreich
Tel. 0043/2735/5535-0
Fax: 0043/2735/5535-14
E-Mail: info@kloesterreich.at
www.kloesterreich.at

Unter der Internetadresse www.benediktiner.de finden Sie außerdem weltweit zu sämtlichen Benediktinerklöstern Links und Adressen.

Quellen- und Literaturverzeichnis

Bäumer, Änne: Wisse die Wege. Leben und Werk Hildegards von Bingen, Frankfurt a. M. 1998

Breindl, Ellen: Das große Gesundheitsbuch der Hildegard von Bingen. Leben und Wirken einer bedeutenden Frau des Glaubens. Ratschläge und Rezepte für ein gesundes Leben, Aschaffenburg 1983

Carlsson, Sonja: Das Hildegard von Bingen Kochbuch. Die besten Rezepte der Hildegard-Küche, Weyarn 1997

Haase-Hauptmann, Elke: Die Heilkräuter der Hildegard von Bingen, München 1997

Hales, Mick: Klostergärten, München 2000

Hertzka, Gottfried/Wighard Strehlow: Große Hildegard-Apotheke, Freiburg i. Br. 1989
Hertzka, Gottfried: Das Wunder der Hildegard-Medizin, Stein am Rhein 1991
Hertzka, Gottfried/Wighard, Strehlow: Handbuch der Hildegard-Medizin, Freiburg i. Br., 1996
Hildegard von Bingen: Naturkunde. Das Buch von dem inneren Wesen der verschiedenen Schöpfungen in der Natur. Herausgegeben und übersetzt von Peter Riethe, Salzburg 1959
Hildegard von Bingen: Heilkunde. Das Buch von dem Grund und Wesen und der Heilung der Krankheiten. Herausgegeben und übersetzt von Heinrich Schipperges, Salzburg 1984
Hildegard von Bingen: Heilmittel. Erste vollständige und wortgetreue Übersetzung, in der alle Handschriften berücksichtigt sind. Übersetzt von Marie-Louise Portmann. Herausgegeben durch die Basler Hildegard-Gesellschaft, Basel 1984
Hildegard von Bingen: Dinkelkochbuch. Über 200 erprobte Rezepte. Herausgegeben durch die Basler Hildegard-Gesellschaft, Augsburg 1991
Hildegard von Bingen: Kochen und Backen mit Kastanien. Herausgegeben von der Basler Hildegard-Gesellschaft, Augsburg 1992
Kluge, Heidelore: Das große Hildegard von Bingen Buch. Die wichtigsten Lehren zu Ernährung, Gesundheit und Schönheit, Rastatt 1999
Müller, Irmgard: Die pflanzlichen Heilmittel bei Hildegard von Bingen, Freiburg i. Br. 1993

Pernoud, Régine: Hildegard von Bingen. Ihre Welt, ihr Wirken ihre Visionen, Freiburg i. Br. 1996
Portmann, Marie-Louise: Heilige Hildegard – von der Heilkraft der Natur. Rezepte und Ratschläge nach der heiligen Hildegard von Bingen, Augsburg 1990
Pluta, Maren von: Hildegardmedizin. Sanfte Rezepte aus Gottes Natur, Niedernhausen 1997
Schiller, Reinhard: Hildegard Pflanzenapotheke. Heilpflanzen für ein gesundes Leben. Rezepte zur Herstellung von natürlichen Medikamenten. Praktische Hinweise zur Selbstbehandlung, Augsburg 1991
Schipperges, Heinrich: Krankheitsursache, Krankheitswesen und Heilung in der Klostermedizin, dargestellt am Welt-Bild Hildegards von Bingen, Bonn 1951
Schipperges, Heinrich: Hildegard von Bingen, München 1997
Schulte-Uebbing, Claus: Heilige Hildegard Frauenheilkunde. Körper und Seele ganzheitlich behandeln, Augsburg 1995
Schweiger, Anita/Susanne Kammerer: Sanft vorbeugen und heilen mit Hildegard von Bingen. Die bewährten Heilpflanzenkuren zur Eigentherapie, Leipzig 1997
Strehlow, Wighard: Die Ernährungstherapie der heiligen Hildegard. Rezepte, Kuren und Diäten, Freiburg i. Br. 1990
Strehlow, Wighard: Hildegard-Heilkunde von A–Z. Kerngesund von Kopf bis Fuß, München 1993
Strehlow, Wighard: Das Hildegard von Bingen Kochbuch. Die besten Rezepte der Hildegard-Küche, München 1996

Register